好きになる

からだについての身近な疑問

第2版

田中越郎 著
Etsuro Tanaka

生理学

JN042300

講談社サイエンティフィク

ブックデザイン──安田あたる
カバーイラスト・マンガ──じゅーぱち

第2版 まえがき

　本書の初版を生理学の入門書として上梓したのが2003年でした。以来、今日までの間に20刷を重ね、多くの皆様に本書を手にとっていただけたことは、著者として大変うれしい思いです。この20年近くの間に生理学は大きく進歩し、さらに時代もそして学生気質も変化しました。そこでこのたび、こうした時代の流れに沿うように改訂を試み、第2版を発行することにしました。医学の進歩にしたがい、初版から内容を大幅に書き換えてあります。

　自然科学つまり理科の分野には、化学・物理学・生物学などがあります。19世紀には化学が大きく進歩しました。次の20世紀には物理学の大発見大発明が相次ぎました。そして21世紀に突入すると、ヒトの遺伝子解析をはじめとした生物学の大発見が続き、さらに新型コロナウイルスの流行もあり、それまではやや地味であった生物学が俄然注目を浴びてきています。21世紀生物学の大きな目標は、人体の機能を解明することではないでしょうか。その人体機能の基本が生理学です。

　この本では、初めて生理学を学ぶ人でも理解できるようにと、生理学を分かりやすく、かつ楽しく解説したつもりです。しかも理解だけできればよい、というのではなく、さらに1歩進んで、知的好奇心をくすぐり、生理学が好きになれるように、と強く意識しながら、解説を試みました。

　この本は全体を2部に分けてあります。第1部では重要な項目を、そして第2部では楽しそうな項目を、それぞれ抜粋しました。特に第2部の項目の選び方は、「好きになる」ということに重点を置いたため、生理学の範囲に対する従来の考え方には、あまりとらわれていません。時代の変化および生理学の進歩にともない、取り上げた項目は初版からかなり変更してあります。説明文自体も時代に合わせて大幅に書き直しました。イラストも、若者に人気のじゅーぱちさんにお願いし、カラーで最初から描き直して頂きました。

　この本で不足な点や、さらに勉強したい方は、ぜひ拙書『イラストでまなぶ生理学』(医学書院刊)を続けてご覧ください。生理学をもっともっと好きになることができると思いますよ。読者の皆様が、生理学を好きになり、そして生理学を楽しく学んでいただけたら、これ以上の喜びはありません。

2021年9月

田中越郎

好きになる生理学 第2版

contents

第1部　人体生理学

第2部　臨床生理学

マンガ登場人物紹介

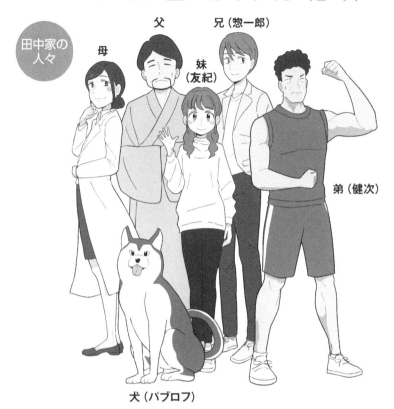

田中家の人々

母

父

妹（友紀）

兄（惣一郎）

弟（健次）

犬（パブロフ）

ところどころ出てくる「田中家の人々」を紹介します

父●将棋棋士。一見、ぼーっとしているようにも見えるが、誰よりも周囲に気を配っている。運動不足で最近太ってきた。

母●生理学者でもあり、産婦人科医でもある。頭脳明晰のがんばり屋さん。お酒が大好き。

兄（惣一郎）●医学生。そこそこルックスもよい。普通に育って両親も安心している。

弟（健次）●筋肉を鍛えることが趣味の高校生。トレーニングの知識は抜群にある。友紀とは二卵性双生児の関係。

妹（友紀）●散歩が好きな高校生。一見おっとりとしているが、実はスポーツ万能だったりする。健次とは二卵性双生児の関係。

犬（パブロフ）●シベリアンハスキー。頭がいい？

※この家族はフィクションであり、パブロフ（写真）以外は著者の家庭とは何の関連もありません。

第1部
人体生理学

生理学の分野はきわめて広く、
理解しなければならないことは山ほどあります。
第1部では、その中でも基本的で重要な項目を集めました。

体の水分

血液は太古の海水

　まず、生理学の最初の話として体の水分についてお話ししていきます。運動すると汗が出ますし、のどが渇くと水を飲みます。私たちの体の中にある水分って、どんな水分なのでしょうか。そのお話をする前に、まず体を構成している細胞の説明からはじめます。

●細胞のはじまりの物語

　昔々、まだこの地球上に生物というものがいなかった頃、ある日あるところに生物が生まれました。さて、生まれた場所はどこでしょう？　それは海の中です。その頃の海水の成分は現在の海水とほぼ同じで、主成分はNaCl（塩化ナトリウム）でした。ただしその濃度は、現在の海水（約3%）より薄く、おそらく0.9%くらいだったと想像されています。

　　➡昔の海水の主成分はNaCl、その濃度は0.9%。

　最初の生物は1個の細胞からできている生物、つまり単細胞生物でした。ではその細胞の中身と、周りの海水の成分との最大の違いは何でしょう？最大の違いは、細胞の中身の液体の主成分はカリウム（K^+）であり、海水の主成分はナトリウム（Na^+）であるという点です。ナトリウム液の中にカリウム液を詰めた袋として生物は誕生したわけです（図1）。両者の仕切りとなっている袋の膜を細胞膜といいます。

　　➡細胞の中身はカリウムが、外側はナトリウムが多い。その仕切りが細胞膜。

●多細胞生物のはじまりの物語

　さて、この海の中の生物が、やがて陸に上がったとしましょう。今まで海水の中にあった細胞にとって、周りの海水がいきなり空気に取って代わられたのでは、ちょっと都合が悪いはず。そこで周りの海水を持ったまま、つまり、周りの海水ごと一緒に海の中の生物が陸に移動したと考えてください。周りの海水も包み込んで1つの生物を形成したわけです。その結果、

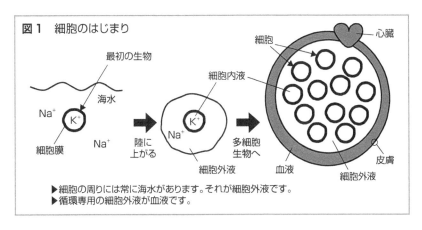

図1 細胞のはじまり

最初の生物
海水
Na⁺
K⁺
細胞膜
Na⁺

陸に
上がる

細胞内液
Na⁺
K⁺
細胞外液

多細胞
生物へ

細胞
心臓
血液
細胞外液
皮膚

▶細胞の周りには常に海水があります。それが細胞外液です。
▶循環専用の細胞外液が血液です。

陸に上がった生物は、細胞内と細胞外とに2種類の液体を持つことになります。細胞内はカリウム主体の液体で、細胞外は昔の海水と同じもの（ナトリウム主体の液体）です。前者を細胞内液、後者を細胞外液といいます。細胞外液は昔の海水と同じものなんですね。ここでは陸に上がった、という表現を使いましたが、1個1個の細胞が集合して多細胞生物に進化していくときも、同じように細胞外液を持つようになりました。細胞外液を詰めた大きな袋の中に、複数の細胞が入っているのが多細胞生物です。

➡細胞の中の液体を細胞内液、外側の液体を細胞外液という。

今までの話を整理してみましょう。細胞とはカリウムを詰めた小さな袋です。海水を入れた大きな袋の中に、この小さな袋をたくさん入れたのが多細胞生物です。海水の主成分はナトリウムで、小さな袋の入れ物は細胞膜、大きな袋の入れ物はヒトでは皮膚に相当します。海水を入れた大きな袋さえあれば、空気中だろうと、真水の中だろうと、塩分濃度が濃くなった現在の海の中だろうと、もうどこにでも行けますね。

➡生物の存在環境にかかわらず、細胞の周りは常に同じ細胞外液である。

●血液のはじまりの物語

さらに多細胞生物が進化すると、近くの細胞から遠く離れた細胞へ、酸素や栄養や老廃物を効率よく運ぶために、細胞外液の一部を循環させ始めました。この循環専用の細胞外液が血液です。血液の塩分の組成は細胞外液とほぼ同じです。

➡血液は循環専用の細胞外液であり、その主成分はナトリウムである。

血液は細胞外液とは違って、酸素や栄養や老廃物を効率よく運ぶ必要があります。そこで血液は、細胞外液にはない蛋白質や血球を持つことにより、その運搬能力を高めています。つまり血液とは、細胞外液に蛋白質と血球とを加えたものです。

　➡血液＝細胞外液＋蛋白質＋血球

●ナトリウムとカリウム

　細胞外液と細胞内液との成分の違いに注目してみましょう。ナトリウムは細胞外液に多く、細胞内にはあまり含まれていません。細胞の仕切りである細胞膜には、小さなすき間がたくさんあります。ビニールの膜ではなく、網戸のような膜をイメージしてください（図2）。ナトリウムイオンのような小さな粒子は比較的スムーズにこの細胞膜を通り抜けることができます。そのため、細胞外液のナトリウムはこの細胞膜を通過して濃度の高い細胞外から濃度の低い細胞内に流れ込もうとし、事実、流れ込んできます。これでは「細胞はカリウムを詰めた袋である」という特徴がなくなりますね。そこで細胞は中に入ってきたナトリウムを、せっせせっせと自力で常に袋の外にくみ出しています。これは細胞にとってかなりの重労働であり、細胞によっては全エネルギーの約3分の1を、このためだけに消費しています。つまり「細胞は単なるカリウムを詰めた袋ではなく、生きている袋である」という証が、ナトリウムを外にくみ出しているということなのです。逆にいうと、死んだ細胞は、もはや中に流入してきたナトリウムを外にくみ出すことができず、ナトリウムが細胞内に溜まってきます。

　➡生きた細胞はナトリウムを常に外にくみ出している。

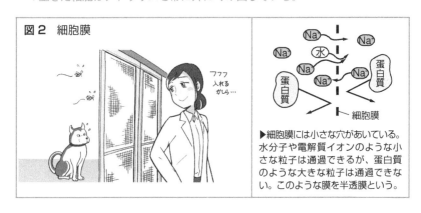

図2　細胞膜

フフフ
入れる
かしら…

▶細胞膜には小さな穴があいている。水分子や電解質イオンのような小さな粒子は通過できるが、蛋白質のような大きな粒子は通過できない。このような膜を半透膜という。

Na　Na　Na　Na
水
蛋白質　　　蛋白質
細胞膜

ナトリウムポンプ？

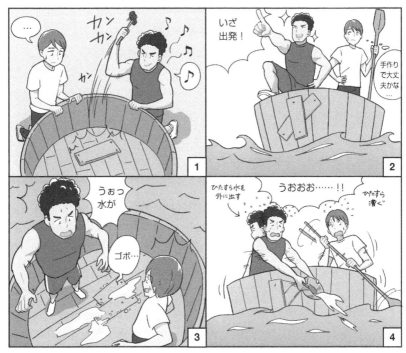

シロウトの簡易手作りボートでは、中に向かって水が常に一定量漏れ続ける（入り続ける）ので、常にその水を掻き出す必要があります。細胞も外のナトリウムが中に入ってくるので、常にそのナトリウムを細胞外に掻き出す必要があります。その役割がナトリウムポンプです。自作のたらいで出航するのはやめましょう。

　ナトリウムの説明しかしませんでしたが、実はナトリウムを細胞外にくみ出す際、代わりにカリウムを細胞外から細胞内に引き込んでいます。つまり「ナトリウムをくみ出す」というよりは「ナトリウムとカリウムを交換している」といったほうがより正確ですね。その結果、細胞内はナトリウム濃度は低く、カリウム濃度は高く保たれています。

　➡細胞はナトリウムとカリウムの交換という形で、ナトリウムを細胞外にくみ出している。

　では袋の中にカリウムが多くなると、どういうメリット（？）が生じるのでしょうか。最大の特長は、細胞の内外に電気的な差が生じることです。神経が興奮したり筋肉が収縮したりするメカニズムは、すべてこの電気的

な差の程度が変化することにより生じています。つまり神経細胞や筋肉細胞の細胞内外でナトリウムやカリウムやカルシウムのイオンが出たり入ったりすることにより、神経の興奮や筋肉の収縮が生じています。

　➡筋肉細胞や神経細胞では、イオンの出入りにより興奮や収縮が生じる。

●脱水

　体の水分が不足することを脱水といいます。体の中の水分には、細胞内液と細胞外液があるので、脱水には細胞内液の水分が減った場合と、細胞外液の水分が減った場合の2つがあります。血液という水分もありますが、脱水を考える際は、血液は細胞外液と同じと思って結構です。

　➡体の水分が不足することを脱水という。

　細胞内液の不足とは全身の細胞内の水分の不足です。皮膚の細胞も水分不足になるので、皮膚はかさかさした感じになります。また水分摂取を調節しているのは脳の細胞ですが、この細胞も水分不足になり、のどの渇きを感じるようになります。つまり口渇感が出ます。また、細胞外液が不足すると血圧（p.62）が下がってきます。これは出血多量と同じような状態が生じるからです。実際の脱水は、程度の差こそあれ細胞内液も細胞外液もともに不足していることが多いようです。脱水の治療は水分の補給ですが、水だけではなく塩分も一緒に投与する必要もあります。

　➡脱水には細胞内液の不足と細胞外液の不足とがある。

　不幸にも太平洋をいかだで漂流していて、のどが渇いた場合、海水を飲んでいいものでしょうか？　では海水を飲んだ場合を考えてみましょう。飲んだ水は、まず細胞外液と混ざります。海水の塩分濃度は細胞外液の約3倍です。3倍濃い液体が細胞外液に加わると、細胞外液の塩分濃度が高くなり、細胞内の水分は細胞外に引っ張られます。したがって細胞内の水分はかえって減少し、口渇感は増強してしまいます。つまり、のどが渇いたときに海水を飲むことは逆効果となるわけです。塩分をとりすぎると、のどが渇くのも同じ理由です。

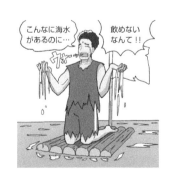

　➡海水を飲むと細胞内脱水は増悪し、口渇感も増強する。

血球の種類と働き

骨は血液を作っている〜血液1

●血液の成分

血液は細胞外液と同じ仲間です（p.3）。ただし、細胞外液にはない、いろいろな機能を持たせるために、細胞外液に蛋白質と血球を加えたものが血液だと思ってください。血液の機能には、運搬・免疫・止血作用などがあります。血液が運搬しているものには、酸素、栄養、ホルモン、老廃物さらには熱などがあります。

➡血液＝細胞外液＋蛋白質＋血球

血球とは血液中の細胞のことで、赤血球、白血球、血小板の3種類があります。血液容積の約40〜45％が赤血球で占められています。逆にいうと、血液の液体成分（血球ではない部分）は血液全体の50〜55％くらいしかなく、このことは血液が極めてドロドロした粘っこく、かつ固まりやすい液体であることを示しています。血液の液体成分を血漿といいます。血漿は細胞外液に大量の蛋白質が加わったものです。

血液のイメージとしては、メスシリンダに水を55mL入れ、水面が100mLになるまでビー玉をたくさん放り込んだものを想像してください（図1）。水が血漿、ビー玉が血球に相当します。

➡血液＝血漿＋血球、血漿＝細胞外液＋蛋白質

●血液中の細胞；血球

ではまず血球のお話からいきましょう。血球を作ることを造血といいます。この血球は骨髄で作られています。骨髄は骨の中にあるのですが、骨って大きく2つの種類に分けられるんです。それは扁平な骨（扁平骨）と細長い骨（長管骨）です（図2）。扁平な骨の代表は骨盤や胸骨。細長い骨の代表は大腿骨のような手足の骨です。造血が盛んなのは扁平な骨の骨髄で、実際、赤っぽく見えます。手足の骨の骨髄ではあまり造血をして

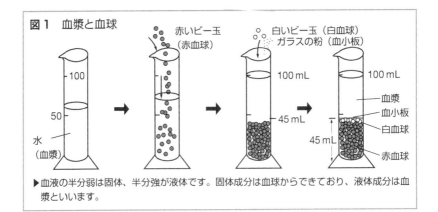

図1　血漿と血球

赤いビー玉（赤血球）

白いビー玉（白血球）
ガラスの粉（血小板）

100　　　50

水（血漿）

100 mL　　45 mL

100 mL

45 mL

血漿
血小板
白血球
赤血球

▶血液の半分弱は固体、半分強が液体です。固体成分は血球からできており、液体成分は血漿といいます。

おらず、代わりに脂肪が占めていて、黄色っぽく見えます。白血病（p.12）などで骨髄の検査をするときは、胸骨や骨盤（腸骨）に針を刺して、中の骨髄を採取します。余談ですが、がんが骨に転移するときは、なぜか扁平な骨によく転移します。また骨肉腫という骨のがんは細長い骨に生じることが多いです。このように骨は2つに分けて考えると何かと便利です。

➡造血は骨髄で行われている。

　血球には赤血球、白血球、血小板の3種類がありますが、数からいうと赤

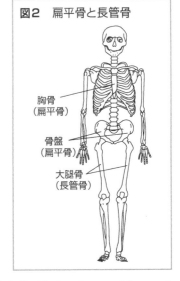

図2　扁平骨と長管骨

胸骨（扁平骨）

骨盤（扁平骨）

大腿骨（長管骨）

血球が断然多いです。血球のほとんどは赤血球である、といってもいいでしょう。これらすべての血球は血液幹細胞（図3）という1種類の細胞から生まれてきます。ある指令が来たら血液幹細胞は赤血球に変身し、また別の指令が来たら白血球に変身する、というわけです。血液幹細胞が赤血球などに変身することを分化（p.141）といいます。この分化の命令を伝えて指令の役目を果たしているのがサイトカインと呼ばれている物質です。赤血球へ分化させるサイトカインに、エリスロポエチンがあります。

➡血液幹細胞からは赤血球、白血球、血小板のすべての血球が生まれる。

●赤血球

赤血球の形は球ではなく、中央がくぼんだ円盤状の形をしています。この形のおかげで赤血球の表面積が増え、酸素のやり取りの効率がよくなります。またこの形は球体よりも変形しやすいので、赤血球は毛細血管の中をうまく通り抜けることができます。ちなみに赤血球の長径は約 $7.5\,\mu m$（マイクロメートル）、毛細血管の内径は約 $5\,\mu m$ です（$1\,\mu m$ は $1\,mm$ の 1000 分の 1）。

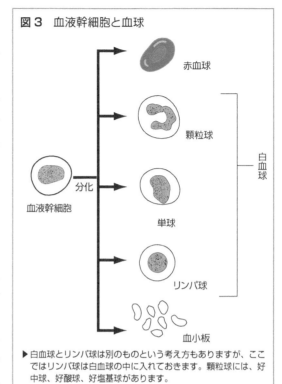

図3　血液幹細胞と血球

血液幹細胞 —分化→ 赤血球／顆粒球／単球／リンパ球／血小板

白血球（顆粒球・単球・リンパ球）

▶白血球とリンパ球は別のものという考え方もありますが、ここではリンパ球は白血球の中に入れておきます。顆粒球には、好中球、好酸球、好塩基球があります。

　➡赤血球は表面積が大きく、変形しやすい形をしている。

赤血球の役目は酸素の運搬です。酸素を直接つかまえているのは、ヘモグロビンという蛋白質です。赤血球はこのヘモグロビンを詰めた袋です。ヘモグロビンのおかげで血液の酸素含有能力は水の約 70 倍あります。ヘモグロビンは赤い色なので血液が赤く見えます。血液から赤血球を取り除くと、赤ではなく淡黄色になってしまいます。

　➡赤血球はヘモグロビンを詰めた袋である。

赤血球は核（DNA を入れた袋）を持っていません。骨髄で増殖・分化した赤血球（まだ赤血球と呼べるほど完成していませんが）は、最後に核を捨ててから血液中に出てきます。核を持ってないので、もはや分裂増殖はできません。ですから赤血球は使い捨てであり、その寿命は約 120 日です。寿命の尽きた赤血球は脾臓で壊されます。このように大量の血球を消

耗しているので、骨髄では極めて活発に細胞の分裂増殖が行われています。

　➡赤血球は無核の細胞である。

　ヘモグロビンは、ヘムという鉄を含んだ色素とグロビンという蛋白質からできています。赤血球は寿命が来たら脾臓で壊されますが、鉄とグロビンは再利用（リサイクル）されます。ヘムの中の鉄以外の成分は代謝を受け、ビリルビンという物質になり、肝臓を経て胆汁中に捨てられます。このビリルビンは茶色をしています。胆汁の色はこのビリルビンの色に由来し、その結果大便（ウンチ）の色もビリルビンの色と同じになります。つまりウンチの色は、元はヘモグロビンの色素が原料なんですね。ビリルビンが何かの原因で血中に増えすぎて、皮膚がウンチ色（黄～茶色）に染まってしまった病態を黄疸といいます（p.32）。

　➡ウンチの色の源は血の色。

　ヘモグロビンの原料として鉄は不可欠です。鉄が不足してヘモグロビンが十分に作れなくなると貧血になります（貧血を貪血と書かないように）。ヘモグロビンの鉄は体内で完全に再利用されているので、特に意識して鉄を食べなくても、健康な成人男性なら鉄は欠乏しにくいです。女性では月経の出血があるので鉄欠乏性貧血になりやすく、特に妊婦や成長期の子どもでは、血液量が増加するので、鉄の補給が必要です。余剰の鉄は肝臓に貯蔵されます。ですから鉄を含んだ食物の代表はレバーです。なおホウレン草などの植物性食物は鉄の含有量自体は高いのですが、吸収効率が悪いので、鉄の補給という点から見るとレバーの勝ち。なお、鉄は胃の塩酸の力で体内に吸収可能な形になるため、胃切除の手術をした人は、鉄欠乏性の貧血になりやすいです。

　➡レバーには鉄が貯蔵されている。

●白血球

　では白血球の話に移りましょう。血液中の白血球の数は、赤血球数の500分の1以下とずっと少なくなっています。白血球には好中球、好酸球、好塩基球、単球、リンパ球の5種類がありますが、まずは好中球とリンパ球を、そしてその次に単球の順番で覚えていけばいいと思います。

　好中球は普段は骨髄などに貯蔵されています。そしてたとえばバイ菌が体内に入ってくると、いざ出撃！となり、ただちに大量の白血球が供給さ

れる体制になっています。

　➡白血球は体に貯蔵されており、必要があればすみやかに血中に動員できる。

　バイ菌が体内に入ってきた場合、好中球はバイ菌のいるところに自ら走って行く能力を持っています。そしてバイ菌を食べ、さらに食べたバイ菌を殺してしまいます。つまり、「走って食べて殺す」という3つの能力を持っています。バイ菌を殺すときにはフリーラジカル（p.157）などを用いています。バイ菌は普通は血管の外にいるので、好中球はバイ菌の近くまで血流に乗って行き、近くに来たら、血管の壁のすき間をくぐり抜けて血管の外に出て、そしてあたかも目を持っているかのように、アメーバー様の運動をしながらバイ菌目指して進んでいきます。いったん血管外に出た好中球は、もう戻ってきません。膿（うみ）はバイ菌を食べて死んだ好中球の死骸です。このように好中球は私たちの体を守るために、バイ菌と差し違えて死んでいるのです。

　単球は、肺や肝臓などの組織に行き、そこに住みついて、マクロファージと呼ばれる細胞になります。マクロファージは、もうその場所からほとんど移動しません。そのかわり、バイ菌などを食べる能力は、好中球よりももっとすぐれています。

　➡膿はバイ菌を食べて死んだ好中球の死骸である。

　白血球も赤血球と同様に、骨髄で血液幹細胞から生まれてきます。幹細胞に対して、好中球に分化しろという命令（サイトカインですね）がきたら、好中球に分化していきますし、リンパ球に分化しろという命令がきたらリンパ球に分化していきます。骨髄で産生されたリンパ球はそのままでは、まだ仕事をこなせるだけの能力を持っていません。さらなる訓練が必要です。この技術訓練所の1つが胸腺という心臓の前にある臓器です。胸腺（英語でThymus）で技術訓練を習得したリンパ球をTリンパ球といいます（T細胞ともいいます）。また、ある場所で別な技術を習得したリンパ球をBリンパ球といいます（B細胞ともいいます）。Bリンパ球の技術訓練の場所はヒトでは骨髄だと考えられています。Tリンパ球・Bリンパ球の機能に関しては「04　免疫のしくみ（p.20）」で説明します。

　➡リンパ球はさらなる訓練が必要であり、その結果、Tリンパ球・Bリンパ球ができ上がる。

骨髄の中には、リンパ球や好中球などの分化度の異なった白血球が存在し、そしてさらに非常に未熟な白血球から成熟した白血球まで成熟度の異なった白血球が存在します*。つまり骨髄には多種多様な白血球が混在しているわけです。

さて白血病という病気がありますが、白血病とは白血球という細胞が「がん化」した病気です。骨髄の中にはいろんな分化度・成熟度の白血球がありますよね。これらすべての白血球はがん化する可能性があり、白血病には、そのもとになった白血球細胞の分化度・成熟度により、さまざまな種類があります。そしてこれらはそれぞれ症状や治療法が異なっています。白血病では血液中の白血球数は増加することが多いのですが、減少することもあります。白血病の定義は「白血球が増える病気」ではなく「白血球ががん化した病気」です。誤解しないように。なお、白血病にはたくさんの種類があるので、国際的に統一された分類法が利用されています。

➡一口に白血病といっても、たくさんの種類がある。なぜなら白血球細胞にたくさんの種類があるから。

＊細胞の「分化・成熟」に関しては、p.138 を参照してください。

●血小板

3つ目の血球、血小板（図4）についてのお話です。血液幹細胞は、ある命令がきたら巨核球という巨大な細胞にも分化する能力を持っています。この巨核球の細胞質の一部が骨髄でちぎれたものが血小板です。つまり血小板は長さ 1 〜 3 μm 程度の小さな細胞断片なのです。血小板は核もなく分裂増殖もできませんが、ちゃんと生きた細胞です。血小板は粘着性が高く、血管が破れたときは、まず血小板がその破れに多数くっついて出血を止めます。血液凝固の話は、この後（p.18）で改めてします。

➡血小板は細胞質の断片であり、止血作用がある。

●血液型

血液型とは何でしょう？　すべての細胞はその細胞表面に自分のものであるという記号のようなものが刻まれています。自己であるというアイデンティティですね。ですからいきなり臓器移植をしても、そのままでは拒絶されて生着しません。しかし、赤血球だけはなぜかこの記号が少なく、臨床的に問題となるのは A と B （と Rh）しかありません。したがってこ

図 4　血小板の電子顕微鏡写真

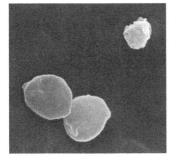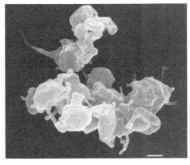

左：通常の血小板　右：血液凝固時の血小板（東海大学清水美衣博士のご厚意による）

の ABO 式の血液型を一致させると血液の移植、つまり輸血が可能なのです。血液を臓器と見なせば、輸血は立派な臓器移植です。

➡輸血は赤血球の移植ともいえる。

　赤血球表面に A と B 両方の記号を持っているのが AB 型、どちらの記号も持ってないのが O 型です。もう 1 つ Rh という記号があり、これを持っていれば Rh 陽性、持っていなければ Rh 陰性の赤血球となります。輸血のときは ABO 式と Rh 式の血液型の両方を一致させています。ところでみなさんは血液型による性格分類を信じますか？　残念ながら血液型が性格等に関与しているという仮説は、医学的にはまだ証明されていません。

➡輸血のときは血液型を一致させている。

血液の液体成分

固まった血は再び溶ける〜血液2

●血漿

　血漿とは血液の液体成分のことで、細胞外液に大量の蛋白質を加えたものでした（p.7）。血漿に含まれている蛋白質は、その性質により大きく2つのグループ（アルブミンとグロブリン）に分けられます。アルブミンのグループに属している蛋白質のほとんどは、血清アルブミンという名前の単一の蛋白質です。これを単に「アルブミン」と略して呼ぶことが多く、血清アルブミンという蛋白質の名前とアルブミンという蛋白質のグループ名とが混同されています。それはともかく、血漿の蛋白質の半分以上はアルブミン（正確には血清アルブミン）です。もう1つのグループであるグロブリンにはたくさんの種類の蛋白質が含まれます。代表的なものに免疫反応の主役である抗体（免疫グロブリンともいう。p.21）があります。

　➡血漿の蛋白質の半分以上はアルブミンである。

　血漿は実は脂肪もたくさん含んでいます。ところで脂肪って、そのままでは水に絶対に溶けません。この溶けない脂肪がそのままの形で血液中に存在したら、血管を詰まらせて大変なことになります。ですから血液中では脂肪は水に溶けうる状態にならないといけないのです。牛乳を考えてみましょう。容器に乳脂肪分3.6%といった表示があるように、牛乳は結構大量の脂肪を含んでいます。しかし牛乳を放置しても上部に脂肪の層はほとんどできませんよね。これは脂肪が水に溶けていることを示しており、そのからくりは脂肪が蛋白質とくっついて、その蛋白質の作用で水に溶けているのです（洗剤が油を水に溶かすのも似たような原理です）。血液も同じで、血漿中には脂肪と結合する蛋白質が含まれており、この蛋白質と脂肪とが結合することにより、脂肪は「溶けた」状態になっているのです。血液と脂肪の関係は「07　コレステロール（p.37）」も参照してください。

娘と一緒なら…

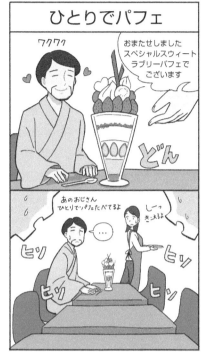

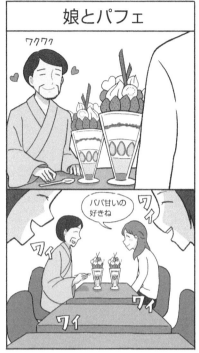

このパフェのお店では、男単独では浮いてしまいますが、娘と一緒のお父さんは溶け込めました。脂肪も蛋白質と結合することにより、水に溶けることができます。

➡脂肪は蛋白質と結合して血漿に溶けている。

脂肪に限らず、蛋白質と結合した形で血漿中に存在している物質は非常に多いです。これは、「この物質を体の別の場所に運びたい、しかしそのまま血液中に放出すると悪影響が出たりして、うまくない。そこで安全確実に運ぶための作戦として、これらを血漿の蛋白質とくっつけてしまおう」という訳です。たとえば鉄も、血液中では必ず蛋白質と結合しています。

➡血漿の蛋白質は運搬作用もしている。

●浸透圧

では浸透圧の説明をします。浸透圧の理解はちょっと難しいので、よくわからない人はここは読み飛ばしても結構です。

さてここに、食塩水と水とがあるとします。これを膜を隔てて置いたと

しましょう。膜に穴がなければ当然何も起こりません。この膜に小さな穴があいていたら両者は等濃度になろうとし、その穴を通ってナトリウムは食塩水から水のほうへ、同時に水の粒子も水から食塩水のほうへ移動しようとします。この移動の力を浸透圧といいます。水の粒子の大きさとナトリウム粒子（この場合はイオンです）の大きさはほぼ同じくらいで、どちらも非常に小さいと思ってください。

　➡粒子が動こうとする力が浸透圧である。

　食塩水ではなく、蛋白質溶液と水とで考えてみましょう。蛋白質の粒子の大きさは水やナトリウムと比べて非常に大きいです。分子量で示すと、水18、ナトリウム23に対し、蛋白質のアルブミンは66000と極めて大きいのです。（分子量といわれてもピンと来ない人は、アルブミン粒子は水やナトリウム粒子より桁違いに大きい、ということだけイメージしておきましょう）

　➡アルブミン粒子は水やナトリウム粒子より桁違いに大きい。

　アルブミン溶液と水とを、膜を隔てて置いたとしましょう。この膜に非常に小さな穴、水やナトリウムは通れるがアルブミンは通れない程度の小さな穴があいていたらどうなるでしょう。（小さな粒子だけが通れる程度の小さな穴のあいた膜を半透膜といいます。細胞膜（p.4）は半透膜です。）まず両者は等濃度になろうとします。これが浸透圧ですね。でもその穴を通れるのは水だけであり、アルブミンは通れません。その結果、アルブミン溶液のほうに水分子が移動してきます。つまりアルブミンは周りから水を引き寄せる力があるのです（図1）。この力はアルブミンという蛋白質から生まれました。

　➡アルブミンには水を引きつける力がある。

　蛋白質のことを膠質ともいうので、蛋白質によって生じた浸透圧のことを「膠質浸透圧」といいます。血液中の蛋白質ならばすべて膠質浸透圧を生み出しますが、血漿中でダントツに多い蛋白質はアルブミンなので、アルブミンが膠質浸透圧の主役です。

　➡アルブミンが膠質浸透圧の主役である。

　さて細胞外液と血漿の違いをもう一度見てみましょう。血漿は細胞外液に蛋白質（特にアルブミン）を加えたものでしたね。毛細血管（p.53）は

図1　膠質浸透圧とむくみ

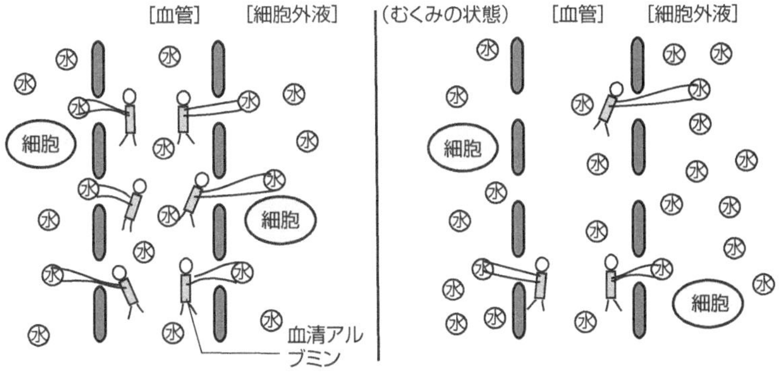

[血管]　[細胞外液]　　　（むくみの状態）　[血管]　[細胞外液]

細胞

細胞

血清アル
ブミン

細胞

細胞

▶アルブミンは血管内に存在し、血管外の水を引き寄せる力があります。右図のように
アルブミンの量が少なくなると、水を十分に引き寄せられずに、細胞外液量が増えてし
まいます。これがむくみです。

外と血管壁で隔てられていますが、この壁には小さなすき間があいていて、
水やナトリウムなら自由に通行でき、アルブミンは通れません（毛細血管
の血管壁は半透膜の性質を持ちます）。ということは、血管外の水（これ
が細胞外液です）は血管内に移動しようとします。別のいい方をすると、
血管は外から水を血管内に引き込もうとしています。この主役がアルブミ
ンです。

　➡膠質浸透圧により細胞外液の水分は血管内に移動する。

　腎臓が悪いと体がむくむということを知っていますか？　むくみとは細
胞外液が増えた病態のことです。腎臓が悪いと尿に蛋白が出ますが、尿に
蛋白が出るということは、せっかく作ったアルブミンを体の外に捨ててい
ることを意味しています。その結果、血漿中のアルブミン濃度は低下し、
膠質浸透圧が低下し、水分を血管内に引き込むことができず、むくみが生
じるのです。肝臓が悪くても同じことが起こります。アルブミンは肝臓で
作っており、肝臓が悪いと十分量のアルブミンを作れません。その結果や
はり膠質浸透圧が低下し、むくみが生じるのです。ちなみに健康診断等で
の検尿では、この尿蛋白（p.72）を調べることにより腎臓病の有無を予想
しています。

　➡アルブミン濃度が低下するとむくみが生じる。

●血液凝固

　血液を採血して試験管内に放置しておくと、数分で固まります。これを血液凝固といい、血漿内に含まれている複数の凝固因子が作用して起こります。凝固因子は普段は非活性型（そのままでは作用を発揮できない）で存在しています。けがなどをして止血が必要になると、まず最初の凝固因子が活性型に変わります。この活性型になった凝固因子が次の凝固因子を活性型に変えます。こうして活性型になった次の凝固因子が、その次の凝固因子を活性型に変え、これがそのまた次の凝固因子を活性型に変え……というような、数段階にわたる反応が、順序よく次々にすばやく起こっていきます。

　➡血漿は凝固因子を含んでいる。

　伝言ゲームを考えてみましょう。1人で1000人に命令を伝えるには時間がかかります。しかし最初の1人が10人に説明し、その10人がそれぞれ10人ずつに説明し、次の100人がそれぞれ10人ずつに説明すれば、あっという間に1000人に命令を伝えることができます。血液凝固は極めて短

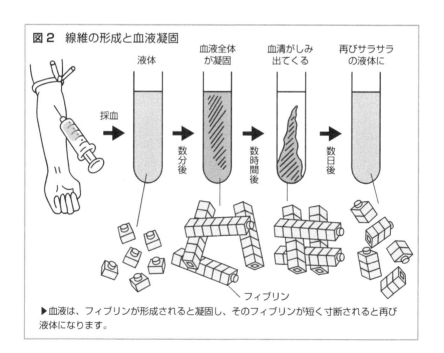

図2　線維の形成と血液凝固

液体　　血液全体　　血清がしみ　　再びサラサラ
　　　　が凝固　　　出てくる　　　の液体に

採血　　数分後　　数時間後　　数日後

フィブリン

▶血液は、フィブリンが形成されると凝固し、そのフィブリンが短く寸断されると再び液体になります。

期間に反応を完成させないといけないので、このようなネズミ算式のしくみになっています。実際に血液凝固に直接関与している蛋白質は十数種類あります。

　➡血液凝固は短時間に達成される。

　血漿中に溶けていた、ある小さな蛋白質が変化を受け、これがお互いにくっつきあって長い糸状になり、糸状になると、もはや溶けきれずに析出してきます。この長い糸状の蛋白質の出現が血液凝固の本体です。そして固まった血液は数日でまた液体に戻ります。これは糸状になった蛋白質が短く寸断されることにより、再び可溶性となったためです。血管が破れたら血液凝固が生じて出血を止め、そのスキに血管の修復を行いますが、修復が済んだら凝固した血液塊を除去しないといけませんね。この凝固した血液塊も自動的に溶けてなくなるようなしくみに、体はなっています。なお、長い糸状になった蛋白質を線維素（フィブリン）といいます（図2）。

　➡凝固した血液は数日でまた液体に戻る。

　輸血用の保存血液は固まっていません。血液凝固にはカルシウムイオン（Ca^{2+}）が必須なので、採血した血液からカルシウムイオンを除去すれば、その血液は凝固しません。輸血用の血液にはカルシウムイオンを除去するような処理がされています。

　➡血液凝固にはカルシウムイオンが必須である。

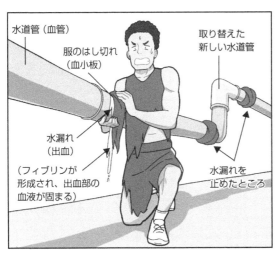

水道管（血管）
服のはし切れ
（血小板）
水漏れ
（出血）
（フィブリンが
形成され、出血部の
血液が固まる）
取り替えた
新しい水道管
水漏れを
止めたところ

水漏れよ止まれ！

血小板は骨髄の巨核球の細胞質の断片です。血小板はきわめて粘着性が高く、血管の破損個所に貼り付きます。このとき同時に出血部の血液は凝固するような働きが起こり（フィブリンの形成）、出血を止めます。出血が止まっているスキに、血管の修復が行われます。修復が完了したら、凝固していた血液は溶け去ります。

免疫のしくみ

自己と非自己の判別、非自己の排除

●自己と非自己

　免疫とは外敵の侵入から自分を守ることです。そのためには2つのステップが必要です。最初のステップは自己と非自己とを判別すること、そして次のステップは非自己と認識したものを排除することです。自己とは自分自身の細胞や組織のことであり、非自己とは自己以外のすべてを指します。

　➡免疫の基本は非自己の認識と排除である。

　非自己にはどんなものがあるでしょうか。細菌やウイルスだけでなく、毒物などの化学物質、さらに変異細胞、老廃組織、他人の組織など、自分の正常組織以外のものすべてが非自己なのです。非自己と認識されうるものを抗原（こうげん）といいます。抗原の種類は約1億種あるといわれています。

　➡自分の正常組織以外のものすべてが非自己である。

　非自己の認識排除のために働いている細胞の代表に、リンパ球、マクロファージ、好中球などがあります。リンパ球には大きくTリンパ球とBリンパ球があります（p.11）。Tリンパ球は免疫反応の調節を行っており、Bリンパ球は抗体（こうたい）という蛋白質を作っています（図1）。

　➡リンパ球にはTリンパ球とBリンパ球がある。

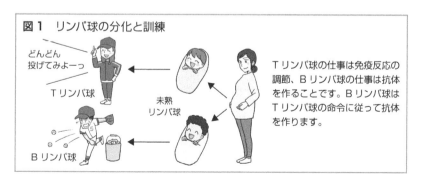

図1　リンパ球の分化と訓練

どんどん投げてみよーっ
Tリンパ球

Bリンパ球

未熟リンパ球

Tリンパ球の仕事は免疫反応の調節、Bリンパ球の仕事は抗体を作ることです。Bリンパ球はTリンパ球の命令に従って抗体を作ります。

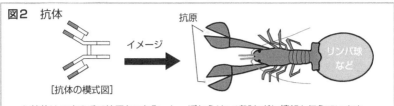

図2　抗体

抗原

イメージ

リンパ球
など

[抗体の模式図]

▶抗体は2本の手で抗原をつかみ、しっぽからリンパ球などに情報を伝えています。

●抗体

　抗体は抗原と結合することにより相手をやっつける作用を持っています。たとえば毒素を無毒化したり、ウイルスや細菌をやっつけたりします。抗体は血漿中の蛋白質であり、グロブリン（p.14）の仲間なので免疫グロブリンやγグロブリンとも呼ばれています。

　抗体はちょうどザリガニのような形をしています（図2）。2つのハサミの部分で抗原をつかみます。つまり抗原に結合する部位が2か所あるわけです。さらに、しっぽや足の部分ではリンパ球などと結合することができます。このしっぽを介して、自分はこの抗原をつかまえたぞ、体内にこんな抗原が侵入してきたぞ、といった情報をリンパ球などに伝えています。

　➡抗体は抗原と結合することにより、抗原を無害化する。

　抗体は、それぞれ特定の抗原だけにしか結合しません。逆にいうと、ある抗原はその抗原に対する抗体だけからしか攻撃を受けません。たとえばインフルエンザウイルスに対する抗体は、インフルエンザウイルス（これは抗原）にだけ結合し、コロナウイルスには結合しません。また、スギ花粉（これも抗原）にはスギ花粉に対する抗体だけが結合し、ハウスダスト（これも抗原で、その本体はダニ）に対する抗体は結合しません。このように抗原と抗体は、まるで鍵と鍵穴のように1対1で対応し、このような性質を「特異性が高い」と表現します。この性質を利用して、抗体はいろいろな検査にも利用されています。たとえば、血液中のスギ花粉に対する抗体の量を調べれば、スギ花粉アレルギーの程度がわかります。

　➡ある抗体はある特定の抗原とのみ結合する。

　抗体は特異性が高いので、抗原が1億種類あるのなら抗体も1億種類あります。ヒトは1億種類の抗体という蛋白質を作り出せるのです。まともに1億種類もの抗体の遺伝子を持つとなると遺伝子の大きさはとてつもな

お母さんは料理が得意

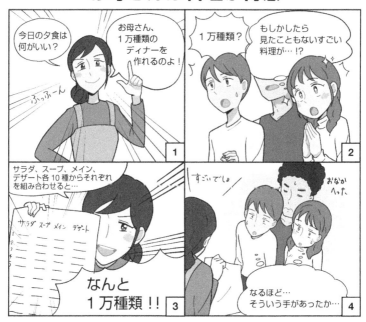

ヒトは少ない遺伝子で、1億種類の抗体という蛋白質を作り出すことができます。

く大きくなってしまいます。しかしそこはうまく対処しています。

さて、ここで唐突ですが、みなさんは何種類の料理が作れますか？　私は料理が得意というわけではないのですが、それでも作れといわれたら1万種類の料理が作れますよ、しかもフルコースのディナーを。何、ウソ言うなって？　本当ですよ。ではそのからくりを説明しましょう。私が作れるのは、サラダが10種類、スープが10種類、メインディッシュが10種類、デザートが10種類の合計40種類です。出す料理はフルコースのディナーなので、サラダ、スープ、メインディッシュ、そしてデザートが各1種類ずつです。これらを組み合わせるとディナーの種類は何種類になりますか？　10の4乗個、つまり1万種類のディナーが作れることになるわけです。このように40種類の料理を知っているだけで、1万種類のディナーが作れるのです。抗体の産生も同じようなしくみであり、実際のヒトでは、5群の遺伝子からおよそ1億種類の抗体を作り出すことができます。この機構を解明したのが利根川進博士であり、この功績により1987年にノー

まぎらわしい奴

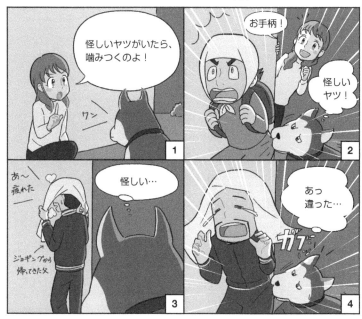

自己免疫疾患は、自己の細胞などを非自己として認識し、攻撃してしまうものです。パブロフ（犬）は家に侵入してきた泥棒を見事捕まえましたが、紛らわしい格好のお父さんにまで、噛み付いてしまいました。

ベル生理学医学賞を受賞しました。

➡ヒトは1億種類の抗体を作ることができる。

●アレルギー

　本来ならば起こってはいけない過剰な免疫反応がアレルギーです。たとえば、とるに足らないスギ花粉やダニに対しての過剰すぎる反応や、自己であるべき自分の細胞などを非自己として認識してしまい、これを攻撃する免疫反応です。後者を、特に自己免疫性疾患としてまとめることもあります。例をあげると、たとえば、この異常な免疫反応の結果が肺で生じたものが気管支喘息です。皮膚で生じているのがアトピー性皮膚炎、関節で生じているのが関節リウマチです。花粉により鼻や目で生じた異常な免疫反応が花粉症です。代表的な自己免疫性疾患にはSLEと呼ばれている病気があります。

➡かえってマイナスの結果を引き起こす免疫反応がアレルギーである。

消化のしくみ

アイドルだって便秘に悩む？

●三大栄養素

　ヒトは生きていくためのエネルギー源を食物から摂取しなければなりません。エネルギー源となる栄養素は、糖質、蛋白質、脂質です。これらを三大栄養素といいます。糖質は糖（特にブドウ糖）が、蛋白質はアミノ酸が集まってできたものです。脂質の代表は中性脂肪であり、この主成分は脂肪酸です。消化器の最大の役目は食物に含まれている糖質、蛋白質、脂質を吸収することですが、残念ながら食べた物はそのままの形では吸収できません。そこで吸収できる形に分解して、そしておもむろに吸収しています。消化とは吸収のために必要な作業です。端的にいうと、糖質をブドウ糖まで、蛋白質をアミノ酸まで、脂質を脂肪酸まで分解することが消化です（図1）。

　➡消化器では糖質をブドウ糖まで、蛋白質をアミノ酸まで、脂質を脂肪酸まで分解する。

●消化器

　消化器は、口腔・食道・胃・腸と、肝臓・胆嚢・膵臓との2つのグループに大きく分けることができます。食道・胃・腸は食物の通る管であり、消化管と呼んでいます。

　消化器を働かせているのは自律神経（p.91）のうちの副交感神経です。ホルモンも関与しているのですが、ここではまず副交感神経を理解しましょう。副交感神経の興奮により消化器の働きは活発になります。具体的には、消化液の分泌が増え、胃腸の動きも活発になります。消化液には唾液、胃液、胆汁、膵液、腸液がありますが、いずれも副交感神経の興奮により、その分泌量が増えます。

　➡消化器を働かせているのは、副交感神経である。

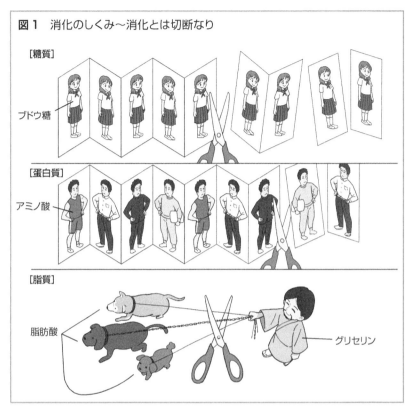

図1　消化のしくみ～消化とは切断なり

[糖質]

ブドウ糖

[蛋白質]

アミノ酸

[脂質]

脂肪酸

グリセリン

●胃の働き

　胃は食物の消化を行っていますが、胃自身は消化されません。その理由は胃は粘液を分泌し、胃粘膜表面をカバーすることにより自分自身を保護しているからです。胃液の成分を見てみますと、胃液には粘液、ペプシン、塩酸が含まれています（図2）。粘液は食物消化のためというよりは、胃自身の保護のために分泌されています。ペプシンは蛋白質分解酵素で

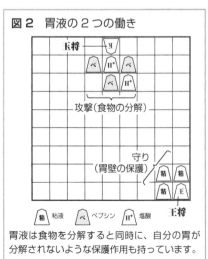

図2　胃液の2つの働き

攻撃（食物の分解）

守り（胃壁の保護）

粘　粘液　　ペ　ペプシン　　H⁺　塩酸

胃液は食物を分解すると同時に、自分の胃が分解されないような保護作用も持っています。

あり、中性よりも酸性の環境下でよく働きます。塩酸は胃内を酸性化することによりペプシンの働きを助けていますが、殺菌作用などもあります。

鉄やビタミンの吸収にもこの胃液が一枚かんでいるのですが、そのしくみは複雑なので、ここでは触れないことにします。

➡胃液中の粘液は胃の保護に、ペプシンと塩酸は消化に作用している。

胃潰瘍とは、自分の胃そのものが消化されて胃に穴ができることです。軽症ではその穴は浅いのですが、重症では穴が深く、胃の外面まで貫通することもあります。また運悪く、ちょうど太い血管が存在するところに胃潰瘍の穴ができると、大出血を起こします。胃内に出血してその血液を吐くことを吐血といいます。ちなみに肺から出た血液を吐くことを喀血といいます。また消化管内へ出血した血液は、その出血場所にかかわらず最終的には肛門から出ることになります。これを下血といいます。

胃潰瘍の治療薬を考えてみましょう。胃潰瘍は自分自身の胃を消化することでしたね。ということは、自分の胃が消化されないようにすることが胃潰瘍の治療です。胃液には粘液、ペプシン、塩酸が含まれているので、胃潰瘍の治療薬には、粘膜保護薬（粘液の代理をする）や酸の中和薬、さらにはペプシンや塩酸の分泌を抑制する薬など、多くの種類があります。

➡自分の胃が消化されてしまったものが胃潰瘍。

最近、ヘリコバクター・ピロリという名前の細菌が胃に発見されました。この菌はアンモニア（アルカリ性です）を作ることができ、自分の周りを中和して胃酸から身を守っています。この菌が胃潰瘍の原因に深くかかわっていると考えられており、この菌を殺すための抗生物質の投与が、胃潰瘍の治療法として確立しています。日本人の成人はかなりの率でこの菌に感染しています。なおピロリ菌という名称は医学的にはあまり正しい呼び名ではありません。

➡胃潰瘍の原因の1つは、ヘリコバクター・ピロリという細菌である。

●十二指腸の働き

食物の塊は口と胃で細かくなり、唾液や胃液とよく混ぜ合わされ、ドロドロの半流動性の糜粥と呼ばれるものになります。胃はこの糜粥を少しずつ十二指腸（図3）に送り出しています。送り出す時間は食物の種類により異なり、早いものでは数分後から、遅いものでは3～6時間ぐらいかけ

て十二指腸に送り出します。胃から出たばかりの糜粥（びじゅく）は酸性ですが、十二指腸でアルカリ性の膵液（すいえき）および胆汁と混ぜ合わされ、中和されています。膵液には糖質・蛋白質・脂質の強力な消化酵素が含まれています。胆汁には消化酵素は含まれていませんが、脂質を乳化して膵液中のリパーゼ（脂質の消化酵素）の作用を受けやすくしています。脂質はそのままでは水に溶けず、水と分離した油滴状態になっていて、この状態では、リパーゼが作用できないのです。

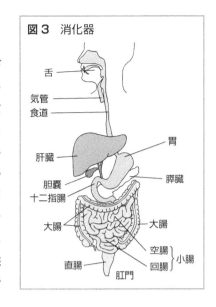

図3 消化器

舌
気管
食道
肝臓
胆嚢
十二指腸
大腸
直腸
胃
膵臓
大腸
空腸
回腸 } 小腸
肛門

➡膵液は糖質・蛋白質・脂質の消化酵素を含んでいる。

　胆汁は肝臓で作られ、胆嚢（たんのう）で貯蔵・濃縮されます。そして食後に胆嚢が収縮することにより、濃縮された胆汁が十二指腸内に分泌されます。手術で胆嚢を取ると、胆汁は薄いまま垂（た）れ流しになります。しかしだからといって、消化吸収の効率はあまり変化しないようです。つまり胆嚢がなくても、健康にはあまり大きな影響はないようです。

➡肝臓で作られた胆汁は、胆嚢で貯蔵・濃縮され、食後に分泌される。

●小腸と大腸の働き

　吸収のおもな場所は小腸です。胃に近いほうを空腸、大腸に近いほうを回腸と呼んでいますが、両者の境界は明確ではありません。腸からは大量の腸液が分泌されていますが、腸液自身は消化酵素を含んでいません。消化酵素は小腸粘膜の細胞膜の表面にくっついて存在しています。栄養素を吸収する細胞のごくごく近傍で最終的な消化、すなわち短く切断された蛋白質と糖質は、1個1個のアミノ酸と1個1個のブドウ糖までの分解が行われ、ただちに粘膜細胞内に吸収されます。

➡消化の最終段階は小腸粘膜の細胞表面で行われる。

　大腸では栄養素の吸収はあまりしていませんが、水分の吸収は行われて

おり、徐々に水分を抜かれ大便が完成していきます。小腸にも大腸菌など
の細菌がたくさんいますが、大腸にはもっと多種多様な細菌類が大量に住
みついています。つまりヒトはこれらの細菌たちと共存しているわけです。

　大腸に流れてきた糜粥のカスを、これらの腸内細菌が分解します。消化
管が分泌した消化酵素による分解ではなく、腸内に存在している細菌によ
り分解されているのです。これを発酵とか腐敗と呼んでいますが、両者は
同じものだと理解して結構です。この発酵・腐敗により、便特有の臭気が
発生します。細菌の中には、腐敗により発がん性物質や毒性物質を産生す
るものもあります。

　ヨーグルトに含まれるビフィズス菌は乳酸菌の一種であり、糖を分解し
て乳酸という酸を作ります。この酸は病原性細菌などの繁殖を抑えます。
つまりビフィズス菌は、発がん性物質を産生するような細菌の増殖を抑え
ることにより、大腸癌のリスクを下げている、と考えられています。乳幼
児では腸内にたくさんビフィズス菌がいるのですが、加齢とともにその数
は減少していきます。

　➡大腸では腸内細菌により発酵や腐敗が起きている。

　腸はいろいろなパターンの収縮をしますが、その代表は蠕動運動と呼ば
れる動きで、食物を肛門のほうに移動させていくように収縮します。腸の
動きは腸の平滑筋が収縮して起こるのですが、これも消化液分泌と同様に
副交感神経の興奮によって活発になります。あまりに強い収縮が生じると
痛みを伴うこともあります。お腹が周期的にキリキリ痛むのは、たいてい
は腸の強い蠕動が原因です。この手の腹痛には、蠕動運動を止める薬、つ
まり副交感神経の働きを抑える薬がよく効きます。

　➡腸の蠕動運動は、副交感神経により制御されている。

●下痢と便秘

　大便の水分含有量が増えることを下痢といいます。下痢の原因としては
①腸液の分泌量が非常に増えた場合や、②食物が大腸をすばやく通り過ぎ
た場合などがあります。①は病原性の細菌によるものもありますが、単な
る消化不良や吸収障害でも起こります。たとえば牛乳を飲み過ぎた場合な
どです。②は一言でいうと蠕動運動が強すぎるのが原因です。お腹が冷え
たり精神的な原因や自律神経の異常により、蠕動運動が亢進したものです。

（腸の運動は副交感神経により制御されています。）

　下痢を止めるには腸の蠕動運動を抑える方法があります。しかし食中毒のような場合には、下痢は毒素を早く体外に出そうという有意義な反応でもあるので、やみくもに下痢を止めるのはよくない場合もあります。

　一方、排便回数がいつもより減った状態を便秘といいます。便が大腸にとどまればとどまるほど水分が吸収されて固くなり、出にくくなります。精神的な原因で下痢と便秘とをくり返す人もいます。

➡自律神経の異常によっても下痢や便秘が起こる。

●消化器の血流

　消化器の血液の流れについては、胃と腸の静脈が特徴的です。動脈はごく普通に分布していますが、静脈は胃と腸からの血液を集めた後、肺へではなく肝臓に向かいます（図4）。肝臓に入る直前に枝分かれして肝臓内に細かく分布していきます。つまり腸の静脈は一度は集合して太くなるのですが、その後再度細かく枝分かれして肝臓に行くのです。

　腸で吸収されたもの（栄養物や有害物質など）を含んだ静脈血は、そのまま肺に行くのではなく、いったん肝臓を経由

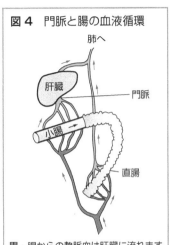

図4　門脈と腸の血液循環

肺へ

肝臓

門脈

小腸

直腸

胃・腸からの静脈血は肝臓に流れますが、直腸だけは肝臓へは行きません。

してから肺に向かいます。この静脈を門脈といいます（図4およびp.36）。門脈には胃、小腸、大腸の大部分（直腸を除く）、脾臓などからの静脈血が流れ込んでいます。

➡消化管の静脈血は肝臓に行く。この血管を門脈という。

MEMO　手術での消化管のつなぎ方

外科手術において、切断した消化管をつなぎ合わせる方法には、目的や状況に応じて、さまざまなやり方があります。

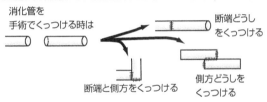

消化管を手術でくっつける時は

断端どうしをくっつける

断端と側方をくっつける

側方どうしをくっつける

肝臓の働き

ウンチの色は胆汁の色、胆汁の色は血液由来

●三大栄養素の代謝と肝臓のかかわり

　肝臓は非常にたくさんの仕事をしていることがわかっています。そしておそらくまだ未知の重要な仕事もたくさんこなしているはずです。肝臓の基本的機能はいろんな物質の分解と合成です。このことを代謝といいますが、どんな物質の分解と合成をしているか順番に見ていきましょう。

　➡肝臓の機能の基本は、いろいろな物質の分解と合成。

　まず三大栄養素（糖質、蛋白質、脂質）の分解と合成です。糖質に関しては、肝臓は糖質の一時貯蔵場所になっています。肝臓は血液中のブドウ糖からグリコーゲンを合成して蓄え、また肝臓に蓄えられたグリコーゲンを分解してブドウ糖を血液中に放出しています。しかし肝臓に蓄えられているグリコーゲンの量は、体全体から見たらそうたいした量ではありません。たとえ肝臓に蓄えられたグリコーゲンが100ｇあったと仮定しても（実際はもっと少ないでしょう）糖質のカロリーは1ｇ当たり約4kcalなので、蓄えられたグリコーゲン全部で400kcalしかありません。400kcalのエネルギーなんて半日も持ちません。つまり夕食を食べても翌朝には、肝臓のグリコーゲンは使い果たされて枯渇しているのです。

　➡肝臓に蓄えられたグリコーゲンは大切だが、量自体は多くはない。

　肝臓は脂肪の代謝もしています。コレステロール（脂質の一種）の合成もしています。肥満や動脈硬化を気にしている人がコレステロールを含む食品を完全に避けたとしても、肝臓は必要に応じてコレステロールを作ってくれています（ありがたいことです）。肝臓病の人はコレステロール量が十分には合成できず、動脈硬化は起こしにくいようです。コレステロールに関してはp.37も参照してください。

　➡コレステロールは摂取しなくても肝臓で合成できる。

蛋白質に関しても、肝臓は非常に多彩な仕事をしています。まず蛋白質の合成ですが、多種多様の蛋白質を作り出しています。その代表が、血液中の蛋白質の半分以上を占める血清アルブミンです。肝臓病の人は血清アルブミンが作れなくなり、血液中のアルブミンの量が減り、膠質浸透圧が低下してむくみが生じます（p.17）。もう１つ肝臓が作っている重要な蛋白質に、血液凝固因子類があります。肝臓の機能が低下すると、血液凝固能が低下して、出血が生じやすくなります。肝臓病の人は食道や胃・十二指腸から出血しやすくなり、いったん出血するとなかなか止まらず、止血治療に難儀します。

　➡肝臓の機能が低下すると出血しやすくなり、むくみも生じる。

　肝臓は蛋白質の分解もしています。蛋白質の主成分は炭素・水素・酸素と窒素です。糖質や脂質は窒素を含んでいませんが、蛋白質は窒素を含んでいます。炭素と水素は体内でエネルギー源として有効利用されますが、窒素はエネルギー源にならないので、体外に捨てられます。ところが蛋白質の窒素は、そのままでは体内でアンモニア（NH_3）になってしまいます。アンモニアって体に有害なんですよ。そこで有害なアンモニアを無害な尿素に肝臓で変換しているのです。できた尿素は腎臓から体外に捨てます。肝臓病の人は血液中にアンモニア量が増え、そのアンモニアが脳に作用して意識がポワーッとしてきます。

　➡肝臓はアンモニアを尿素に作りかえ、その尿素は腎臓から捨てられる。

●ビリルビン代謝

　もう１つ肝臓の重要な代謝があります。赤血球のところで、寿命の来た赤血球は壊される、という話はしましたよね（p.9）。赤血球の成分であるヘモグロビンでは、鉄は再利用（リサイクル）しますが、鉄以外の部分は捨てます。この捨てる作業を肝臓がしているのです。つまり肝臓は、ヘモグロビンのカスをビリルビンとして捨てているのです。捨てる場所は胆汁にです。胆汁の主成分の１つがこのビリルビンなのです。

　酸素がくっついたヘモグロビンは真っ赤ですが、ビリルビンは茶色です。ウンチって茶色ですよね。じつはこのウンチの茶色はビリルビンの色なのです。血液のヘモグロビンが回り回ってウンチを茶色にしてるのですね。

　➡ウンチの色はビリルビンの色。ビリルビンはヘモグロビンのなれの果て。

肝臓が悪くて、このビリルビンがうまく捨てられずに体内に溜まってくると、体全体がウンチ色、いやビリルビン色になってきます。これを黄疸といいます。茶色に変化したのが最もわかりやすい体の場所は、目の眼球結膜（白目のところ）です。医師は黄疸の有無を診察する場合、アッカンベーをさせて目を診ています。

　さて、黄疸の原因は大きく3つに分けられます。①赤血球に異常があってヘモグロビンの分解が増えた場合、②肝臓自体に異常がある場合、そして③胆汁がうまく流れ出ない場合です。胆石などで胆管が詰まったら、胆汁が十二指腸に流れ出ることができず、黄疸が生じてしまいます。このとき、ウンチは白色になります。つまり体はウンチ色、ウンチは白色になります。

　➡ビリルビンが体内に増えることを黄疸という。

● **肝機能検査**

　肝機能検査って受けたことありますか？　血液中の AST*（GOT）やら ALT*（GPT）の値がいくつとかいうやつです。この AST、ALT などは細胞内に含まれる酵素の名前です。一般の細胞にも含まれているのですが、特に肝細胞に多く含まれています。肝臓病で肝細胞が障害を受けると、肝細胞の中にあった AST やら ALT が血液中に漏れ出てきます。病気になった肝細胞が破裂して細胞の中身が全部ぶちまけられたとイメージしてください（図1）。ということは逆に血液中の AST やら ALT の量を測定すれば、

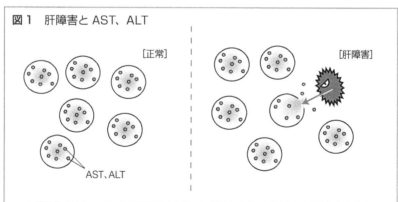

図1　肝障害と AST、ALT

[正常]　　　　　　　　　　　　　[肝障害]

AST、ALT

▶肝細胞はASTやALTを多量に含んでおり、肝障害で肝細胞が破裂すると中に含まれていたASTやALTが血液中に漏れ出てきます。

破裂した肝細胞の数を推定できるというわけです。ただし、AST や ALT は一般の細胞も持っているので、肝臓病以外の原因でも上昇することはいくらでもあります。

　➡ AST や ALT は肝細胞に多く含まれる酵素である。

　　＊AST と ALT はかつては、GOT と GPT といっていました。

●アルコール代謝

　肝臓は毒物の代謝も行っています。肝臓への血液の流れを見てみましょう。胃腸から吸収した栄養分を受け取った血液は、静脈を通って肝臓に行きます。この静脈を門脈ということは p.29 でお話しましたね。胃腸では栄養分だけではなく、有害物質も吸収してしまいます。これがいきなり全身に行かないように、いったん肝臓を経由させ、そこで毒気を抜いてから全身に送っているのです。この毒気を抜くことを解毒といいます。解毒には毒性自体を低下させる場合と、毒物を腎臓から捨てられる形に直す場合とがあります。p.31 のアンモニアの例も読み返しておいてください。アルコールの代謝は前者の毒性自体を低下させるほうです。酒を飲み過ぎると肝臓に負担がかかるわけです。

　➡アルコール代謝も肝臓で行っている。

　では毒物（？）の代表として、アルコールの代謝における肝臓の働きを見てみましょう（図2）。まず飲んだお酒のアルコール分は、胃や小腸から吸収されて、門脈を通り肝臓に到着します。肝細胞にはアルコールを分解する酵素があり、アルコールを酸化してアセトアルデヒドにします。肝細胞にはこのアセトアルデヒドを分解する酵素もあり、アセトアルデヒド

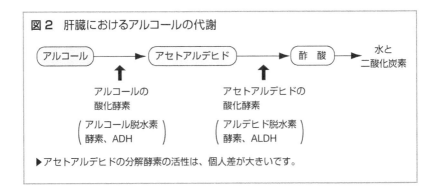

図2　肝臓におけるアルコールの代謝

▶アセトアルデヒドの分解酵素の活性は、個人差が大きいです。

を酸化して酢酸にします。酢酸はすみやかに水と二酸化炭素に分解されます。

　➡アルコールは肝臓で酸化され、アセトアルデヒドを経て酢酸になる。

　アルコールは神経細胞（ニューロン、p.88）の興奮を抑制します。つまり麻酔のような作用があり、脳の活動を抑え、いわゆる「酔った」状態を作ります。アルコールを飲むと、脳の活動のうちで、まず理性や判断が抑制されます。そのため本能むき出し状態になり、正常な判断ができなくなります。上機嫌になる人もいます。さらに血液中のアルコール濃度が上がると知覚や運動や呼吸に関する脳の中枢も抑制され、呼吸不全から死ぬこともあります。イッキ飲みの急性アルコール中毒は呼吸不全です。急性アルコール中毒で死んでしまう場合は呼吸中枢麻痺というよりは、自分の吐いた吐物が気管に詰まって窒息死することのほうが多いようです。もし仲間が急性アルコール中毒になったら、仰向けではなく横向きに寝せること。そして目を離さないこと。もし吐いたら、口の中の吐物をきれいに拭いてください。そんなになるまで飲ませないことが大切なのですが。

　肝臓のアルコール処理能力は、大まかに1時間に日本酒1/3合（ビールなら大ビン1/3本）程度しかありません。ということは、日本酒を4合飲むとその処理には12時間かかり、翌朝までアルコールが残っていることになります。

　➡アルコールは脳の活動を抑える。

　アルコールは肝臓で酸化されて、アセトアルデヒドになります。このアセトアルデヒドが悪酔いや二日酔いの原因物質です。顔を赤くしたり、動悸・吐き気・頭痛などを引き起こしているのも、このアセトアルデヒドです。アセトアルデヒドを分解する酵素活性の強さは、生まれつき決まっています。この酵素活性には、強い・弱い・非常に弱いの3つがあります。白人と黒人は100％の人がこの酵素活性が強いのですが、なぜか黄色人種にはこの酵素活性が弱い人、つまりお酒に弱い人が存在します。日本人ではこの酵素活性が強い人は56％しかいなくて、弱い人が40％、非常に弱い人が4％くらい存在します。つまりお酒に強い/弱いは、人により違っており、しかもそれは遺伝的に決まってしまっているのです。お酒に弱い人は、それは生まれつきの体質なので鍛えても無駄です。無理に飲まずに

アルコールは大好きだけど……

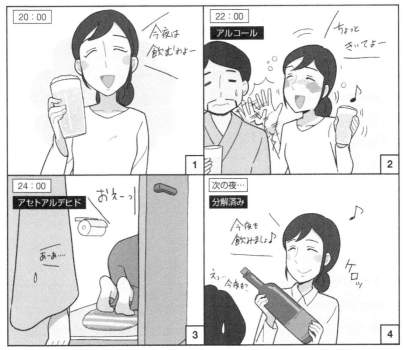

「教訓：アルコールは好きだけど、アセトアルデヒドはキライ」。上機嫌にするのはアルコール、悪酔いや二日酔いを起こすのはアセトアルデヒドです。それにしても、お母さんは、お酒がお好きです。

適量を守るようにしましょう。ちなみにお酒に強い人はアルコール依存症になりやすいので、注意してください。

➡悪酔いや二日酔いの原因はアセトアルデヒドである。

　薬をお酒と一緒に飲むと、肝臓はアルコールの処理に忙しくて、薬の代謝つまり、薬の分解まで手が回らず、薬の効果が強く長く出ることがあります。たとえば睡眠薬をお酒と一緒に飲むと、睡眠薬の分解が遅れ、薬の作用が長く続くことになり、大量の睡眠薬を飲んだのと同じ状況となってしまいます。呼吸中枢を抑制し、さらにアルコールによる呼吸中枢抑制と重なって、死ぬこともあります。

➡薬はお酒と一緒に飲んではいけない。

●門脈と座薬

　さて座薬の話です。消化管から吸収させる薬剤の形体には、錠剤や粉薬などだけでなく、座薬というものがあります。錠剤は口から飲んで胃や小腸から吸収されます。座薬は肛門から挿入し、直腸から吸収されます。両者の吸収後の血液の流れを見てみましょう。p.29 の図 4 をもう一度見てください。胃腸から吸収された薬は門脈を流れて肝臓に行きます。肝臓で代謝を受けた後、肺に行き、そして全身に広がります。普通は代謝を受けると薬の効果は半減し、さらに肝臓に解毒という余計な仕事をさせることになります。これは、肝障害という薬の副作用にも結びつきます。つまり薬は口から飲むと効果は半減、肝臓にも負担をかけてしまいます。

　座薬の場合はどうでしょうか。直腸からの静脈血は門脈には合流せず、足からの静脈に合流してそのまま肺に行きます。つまり座薬として入れた薬は、肝臓を経由せずに全身に広がるのです。効果も半減せず、肝臓への負担も軽くてすみます。このように座薬にして薬を投与するということは、投与量も減らすことができ、肝障害も少なくてすむという、すぐれた薬剤投与法です。アルコールを口から飲まずに肛門から入れると、すごく酔いが回るという話を聞いたことがあります。理屈はわかりますね。しかし実際に試したことはないので、私には真偽のほどは不明です。でもこの方法では、お酒のおいしさは味わえないでしょうね。

　➡座薬は肝臓を経由しないで、そのまま全身に到達する。

●肝移植

　重症肝臓病の治療法として、肝移植が行われています。現在の日本では、生きている人から肝臓の一部を切り取って、その切り取った肝臓を移植する方法（これを生体部分肝移植といいます）が、おもに行われています。

　肝臓はきわめて再生力が強いので、たとえ一部を切り取っても、すぐに分裂増殖して元の大きさに戻ります（肝細胞の幹細胞に関しては、p.138 を参照してください）。さらに肝臓は、臓器移植のときに生じる拒絶反応が小さいという性質があります。この理由はよくわかっていません。

　➡肝臓は再生力が強い。

コレステロール

コレステロールこれ捨てろ

●脂質とコレステロール

　脂質にはたくさんの種類がありますが、まず大きく3種類を覚えましょう。中性脂肪、コレステロール、リン脂質です。中性脂肪はトリグリセリドやトリアシルグリセロールとも呼ばれます。「脂肪」といった場合、脂質全体を指す場合と、中性脂肪のことを指す場合とがあります。

　脂肪組織とは脂肪細胞と呼ばれる細胞の集団です。中性脂肪はこの脂肪細胞内に大量に貯め込まれています。リン脂質は細胞膜の主成分です。ここではコレステロールに重点を置いてお話ししていきましょう。

　➡脂質の主成分は、中性脂肪、コレステロール、リン脂質である。

　「コレステロールは動脈硬化の原因である」などと、コレステロールはその悪い面ばかりが強調され過ぎているようです。確かに血中コレステロール濃度の高い人のほうが動脈硬化を起こしやすい傾向があるのは事実です。しかし、コレステロールは非常に効率の良いエネルギー源であり、さらに細胞膜の成分になったり、副腎皮質ホルモン（コルチゾール、アルドステロンなど。p.87）の原料になったりと、生体にとって非常に重要な働きをしています。

　コレステロールは食物からも得られますが、ヒトでは体内のコレステロールの約8割は自分で合成したものです（p.30）。コレステロールの合成はどの細胞でも行っていますが、肝臓が最も大量にコレステロールを合成しています。

　➡コレステロールのほとんどは体内で合成したものであり、その合成能は肝臓が最も大きい。

●リポ蛋白質

　脂質そのものは水に溶けません。不溶性の物質が血液中にそのままの形

で存在すると、いろいろとまずいこと（たとえば血管を詰まらせる）が起こるので、血液中では血漿中の蛋白質と結合しており、その蛋白質のおかげで血液中では「水に溶けた状態」で存在しています（p.14）。脂質（英語でリピッド）と蛋白質の結合体を総称してリポ蛋白質と呼んでいます。つまりリポ蛋白質とは脂質の運び屋です。

　脂質は水より軽く、蛋白質は水より重いので、リポ蛋白質はそれを構成している脂質と蛋白質の割合により、その重さ（比重のことです）が軽いものから重いものまで、さまざまのものが存在します。脂質の割合が大きくなるほど比重は軽くなります。そこで血液中のリポ蛋白質を比重で分類し、比重の軽いリポ蛋白質を LDL、比重の重いリポ蛋白質を HDL と名付けました。

➡リポ蛋白質で比重の軽いものを LDL、比重の重いものを HDL という。

●コレステロールの移動

　コレステロールも、蛋白質と結合して血液中を移動します。蛋白質と結合したコレステロールは、大きく LDL コレステロールと HDL コレステロールに分けられます。

　たとえていうと、蛋白質はトラック、コレステロールが荷物に相当します。荷物を積んだトラックは、通りすがりの細胞にコレステロールを集荷と配達をしていきます。トラックはコレステロールを配るだけでなく、集めもするというところに注目してください。コレステロールを配っているトラックと荷物が LDL コレステロール、コレステロールを集めているトラックと荷物が HDL コレステロールです。

　腸で吸収されたり肝細胞で作られたコレステロールはトラックに満載されます。これが LDL コレステロールですね。このトラックは走りながら途中の細胞に荷物を配ります。また、別のトラックは走りながら途中の細胞から荷物を受け取ります。これが HDL コレステロールです。LDL コレステロールの蛋白質と HDL コレステロールの蛋白質は別のものです。

➡末梢組織にコレステロールを渡しているのは LDL コレステロール、末梢組織からコレステロールを受け取っているのは HDL コレステロールである。

　コレステロールが過剰の場合を考えてみましょう。荷物満載のトラックが過剰にある状態です。ほとんどの細胞はもう十分にコレステロールを

図1 HDL と LDL

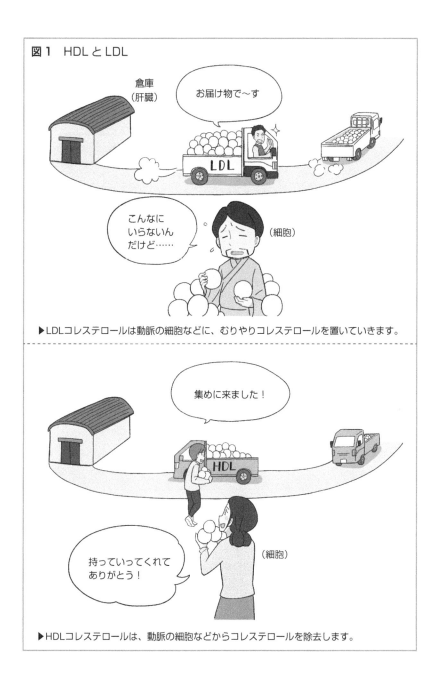

▶LDLコレステロールは動脈の細胞などに、むりやりコレステロールを置いていきます。

▶HDLコレステロールは、動脈の細胞などからコレステロールを除去します。

持っており、これ以上は必要としていません。相手の細胞がもうコレステロールはいらないといっても、むりやり荷物を置いていく場合もあります。荷物を押しつけられた細胞が、たとえば動脈の細胞の場合には、余ったコレステロールが血管に沈着し、その結果、動脈硬化（p.66）が起きてしまいます。それでもなおトラックの荷台には荷物がたくさん載ってます。

➜ LDL コレステロールが多量にあると動脈などにコレステロールが沈着する。

●悪玉コレステロールと善玉コレステロール

コレステロールには悪玉善玉の2種類がある、とよく耳にします。

LDL コレステロールは末梢組織にコレステロールを渡し、その結果、動脈硬化を促進するので悪玉である。HDL コレステロールは末梢組織のコレステロールを減らし、その結果動脈硬化を防止するので善玉である、という理論です。

そう単純に割り切れるものでもないのですが、考え方としてはこれでいいのではないかと思います。

➜ LDL コレステロールは悪玉コレステロール、HDL コレステロールは善玉コレステロールともいえる。

MEMO　生活習慣病

　動脈硬化、高血圧、糖尿病などの病気をまとめて生活習慣病と呼んでいます。昔は成人病と呼んでいましたが、最近は生活習慣病と名称が変わりました。食生活や運動を始めとする生活習慣が原因の場合が多いから、そう呼ぶことにしたようです。（そうではない場合も少なからずあるので、個人的には私はこの名称は好きではありません。）

肥満とダイエット

あなたも隠れ肥満？

●飢餓の歴史

　野生動物は飢えている状態が普通の状態です。もし餌が豊富にあったら野生動物は肥満になると思いますか？　いいえ、決して肥満にはなりません。餌の分だけ個体数が増えるのです。全員が軽度の飢えの状態になるところまで個体数が増加します。そして餌が減ると弱いほうから餓死していき、生き延びられるギリギリの数まで個体数が減少します。

　➡野生動物に肥満は存在しない。

　野生動物はいつも餌にありつけるわけではありません。餌にありつけたとき、よりたくさんの餌を食いだめできるほうが、将来飢えたときに生き残れる可能性が高くなります。そこで、餌が手に入ったら、とにかく可能な限り腹に詰め込んで体内に餌を貯蔵し、その後の長い絶食に耐えられるようなしくみが必要不可欠でした。その最も有効な貯蔵方法が脂肪組織です。脂肪組織は中性脂肪を貯め込んだ細胞（脂肪細胞）の集団です。

　➡脂肪組織は飢えに対する備えである。

　人類が地球に出現して数十万年たちますが、餓死の可能性を考えなくてすむようになったのは先進国の国民だけであり、しかもほんの数十年前からにすぎません。この事実はヒトの体というものは餓死に対する防御を中心に作られていて、食べ過ぎや肥満に対する備えなどないことを示しています。また野生動物は餌を手に入れるためには体を動かすことが必須であり、運動不足もあり得ません。

　➡ヒトの体は飢えに対する防御を中心に作られている。

●肥満の基準

　では肥満とは何か、というところに話を進めましょう。ヒトの体には脂肪組織が必ずあります。これはいかなる場合でも生きていくために必須の

ものです。体の消費カロリーと摂取カロリーとを天秤にかけて、摂取カロリーのほうが多かったら、その余った分が脂肪となり、体に蓄えられていくわけです。この脂肪組織の量が体全体に占める割合を、体脂肪率といいます。適正な体脂肪率は、男性は 10 ～ 20%、女性は 20 ～ 30%と考えられています（表1）。この体脂肪率が高い人を肥満といいます。単に体重が重いだけでは肥満とは断定できません。

体脂肪率はいいアイデアなのですが、体の脂肪の量を正確に測定しようとなると結構難しいものがあります。昔から行われていて信頼できるといわれている方法は、体の比重を測定し、そこから脂肪の量を予想する方法です。体の比重を測定するには、体を水の中に沈めて体重を測り……と、かなり専門の設備と手間が必要です。そこで簡便な方法としてノギスのような皮脂厚計や、超音波や近赤外線を使って皮下脂肪量から推定する方法、電気抵抗（インピーダンス）による方法等が考案されてます。電気抵抗による計測結果が機器によって異なるのは、メーカーによって計算式が異なっているからです。

➡脂肪組織の量が体の中で占める割合を体脂肪率という。

もっと荒っぽく、身長と体重だけから肥満を判定する方法もあります。体格指数（body mass index；BMI）という方法で、

BMI ＝体重（kg）／（身長（m））^{2}

で計算します。日本人の BMI の理想値は 22 と考えられ、その体重を理想体重としています。

➡ BMI の標準は 22

BMI は計算が簡単なので肥満の判定によく用いられていますが（表2）、

表1　休脂肪率による肥満の基準

	軽度	中等度	重度
男性（全年齢）	20%以上	25%以上	30%以上
女性（15 歳以上）	30%以上	35%以上	40%以上

表2　BMI による肥満の判定
（日本肥満学会、1999 年）

BMI	判定
18.5 未満	低体重
18.5 以上 25 未満	普通体重
25 以上 30 未満	肥満（1 度）
30 以上 35 未満	肥満（2 度）
35 以上 40 未満	肥満（3 度）
40 以上	肥満（4 度）

何せ体重と身長だけを頼りにはじき出すので、マッチョな筋肉質体型の人も肥満と出てしまうことがあります。

　BMIよりは体脂肪率のほうが信頼性は高いのですが、体脂肪率にも欠点はあります。それは脂肪の分布、つまり体のどこに脂肪がついているかは考慮外だからです。肥満での脂肪のつき方には大きく2つのタイプがあります。内臓につくタイプと皮下につくタイプです。前者を内臓脂肪型肥満といい、後者を皮下脂肪型肥満といいます。両者の違いは表3をご覧ください。内臓脂肪型肥満のほうが重症であり、生活習慣病との関わりがより強く認められています。両者の鑑別は、腹部のX線CT写真（p.187）を撮ってみると一目瞭然です。見かけ上は太っておらずBMIは正常でも、内臓脂肪が多い人もいます。このような人は「肥満」とはいえませんが、ハイリスクとみなされ、「隠れ肥満症」と呼ばれています。

　➡皮下脂肪型肥満より内臓脂肪型肥満のほうが生活習慣病になりやすい。

●肥満の治療

　では、肥満症の治療法です。基本的には、摂取カロリーを消費カロリーより少なくすれば治ります。肥満症の治療は食事療法と運動療法が基本で

表3　肥満のタイプ

	内臓脂肪型肥満	皮下脂肪型肥満
外観	りんご型 （腹が出ている）	洋なし型 （大腿・尻・下腹部が太い）
ウエスト/ヒップ比 脂肪の場所 よく見られる人 生活習慣病との関わり 治療への反応	大 内臓周辺 男性、更年期以降の女性 大 大	小 皮下 若い女性 小 小

（注）この表はあくまで両者の相対的比較であり、絶対的なものではありません。

俺が太り気味だって？

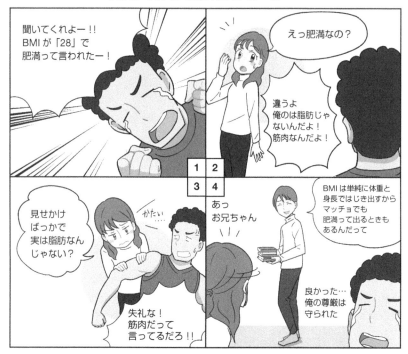

BMI ＝体重（kg）／（身長（m））^{2} です。筋肉は、脂肪組織に比べて重いため、筋肉質の人は脂肪が少なくても BMI の値は高く出ます。一方、脂肪ばかりで筋肉のない人も、体重は軽いことがあって、BMI の値は低く出ます。いわゆる「隠れ肥満」です。

す。食事療法だけでは 1 ～ 2 か月後位には効果が落ちてきて体重減少が滞るため、運動療法を併用する必要があります。

　➡肥満症の治療の基本は、食事療法と運動療法の併用である。

　食事療法は要するに量を減らして摂取カロリーを少なくすればいいのです。このときは栄養バランスを考えて、ビタミンやミネラル類が不足しないように気をつける必要があります。運動療法は運動自体の消費カロリーはそうたいしたことありませんが、トレーニングの継続はインスリンの効果を高めたり、基礎代謝を高めたりして、結果的に消費カロリーを増大させます。いくら体重が減少しても脂肪を減らさないと意味がありません。脂肪は減らすが脂肪ではない部分（筋肉や骨の量）は減らさないようにす

るのが正しいやり方であり、そのためには正しい食事療法と正しい運動療法との併用が必須です。治療は計画的にやらないと長続きしません。体重日誌・食事日誌・運動日誌をつけることは長続きの秘訣の1つです。

➡肥満症の治療では総体重は減少させても、筋肉や骨の量は減少させないようにする。

1 kg の脂肪組織は約 7000 kcal のエネルギーを持っています（純粋な中性脂肪は 1 g 当たり 9.3 kcal です）。ということは、脂肪組織 1 kg の減量と 7000 kcal の摂取エネルギーの減量とは同等だということです。では、1 か月に 2 kg の減量を目指す場合には、1 日どれくらい食事を減らせばいいか計算してみましょう。2 kg の脂肪組織は 14000 kcal ですね。これを 30 日で割ると 1 日当たり 470 kcal になります。これはご飯に換算するとお茶碗におよそ 2 杯（小さな茶碗なら 3 杯）に相当します。つまり 2 kg の減量を目指すには、今までより 1 日当たりご飯 2 杯を減らした食事を、毎日 1 か月間続ける必要があるわけです。逆に 1 日当たりご飯 2 杯余計に食べると、1 か月で 2 kg 太ります。もっともこれらは計算上のことでして、実際に実行しても、なかなかその通りにはなりませんが。

➡ 2 kg やせるには、1 か月間毎日ご飯 2 杯減らす必要がある。

正式に医療用として認可された肥満症の治療薬もあり、重症の肥満症には実際に使用されています。たとえばマジンドールという薬は脳の食欲中枢に作用して食欲を抑えます。一般に肥満症治療薬の作用には、食欲抑制作用、消化吸収阻害作用、脂肪蓄積阻害作用、代謝促進作用などがあります。禁じ手ですが、体重を減らすだけなら下剤でも可能ですし、甲状腺ホルモン剤の摂取も基礎代謝を上げることにより、やせてきます。外国製の怪しげなやせ薬（もちろん無認可です）には正体不明の成分が含まれていることがあり、健康を害することがあるので、お勧めできません。最近はインターネットで簡単に外国から購入できるせいか、健康被害が多発しています。外国産のやせ薬では肝障害で死亡者も出ています。またネットの広告等に、食べるだけでやせる食品やドリンク類の宣伝を見かけることがありますが、これもウソ、もしくは禁じ手のやせ薬だと思って結構です。肥満症の治療の基本はあくまで食事と運動です。

➡肥満症の薬物治療は医師の管理下で慎重に行う必要がある。

●最近の若者は……

　最近の若い女性はやせ気味なのにもかかわらず、約8割がやせたがっています。本当の肥満者は1割もいません。このやせ願望は、実はウエストはやせたいがバストは太りたいという、部分やせ願望なのです。単に摂取カロリーを減らしても、ご希望の部分やせは不可能です。自己流の減量法、すなわち誤った食事制限と運動不足により、脂肪よりも筋肉や骨の量が減少してしまい、体重は多くないのに体脂肪の割合が多い人が増えています。これも「隠れ肥満」ですね。「隠れ肥満」は筋肉や骨の量が少なく、しかも本人の自覚がない分、真性肥満より重症です。若い女性にはこの隠れ肥満も増えています。注意しましょう。

　➡誤った減量法を行うと筋肉や骨の量が減少することが多々ある。

　食べたいだけ食べて運動はせずに理想の体型になりたい、という考え方が甘いですし、そもそも間違っています。健康を維持するためには努力と節制が必要ですし、自分の生活を長期的にコントロールしていく必要があります（難しいですが）。長続きできる、ということも減量法の重要な点です。無理な減量法は長続きしないことが多く、やめるとまた体重が増え、また再開し……とリバウンドをくり返すはめになります。このリバウンドのくり返しが「隠れ肥満」の大きな原因です。もう一度いいますが、減量法の基本は食事療法と運動療法の併用であり、努力なしに達成できる減量法などありません。そして減った体重をいかに維持するかも非常に重要なのです。

　➡体重が減ってからが勝負の始まり。

MEMO　ダイエット（diet）

　今の日本ではダイエットという言葉がいいかげんな使われ方をしています。本来はdiet（ダイエット）とは日常の飲食物のことです。これが転じて治療や体重調節などのための規定食や特別食のこととなり、さらには食事療法や食事制限のこととなりました。ここまでがダイエットという言葉の正しい使い方です。痩身法や減量法のことをダイエットといっている人もいるようですが、これは本来の意味とは外れた間違った使い方です。耳ツボダイエットとかウォーキングダイエットとかサウナスーツダイエットとかはまったくナンセンスな表現です。気をつけましょう。

呼吸のしくみ

深呼吸だけで体をアルカリ性にできる

●呼吸の目的

ヒトは何のために呼吸をしているのでしょうか。

たき火をすると暖かいですよね。これは熱が出ているからです。小枝や葉っぱ中の炭素や水素が酸素と結合、つまり酸化反応が生じて、このときに熱や光が出ているのです。自動車もガソリンを燃やして、つまりガソリンの成分である炭素や水素を酸素と反応させ、そのときに出るエネルギーを動力として取り出しています。生物も食物を酸素と反応させることにより、熱や運動のエネルギー源としています。ヒトはこのときに必要な酸素を、呼吸によって体内に取り込んでいるのです。

➡呼吸は、エネルギー発生に必要な酸素を取り込む機構のこと。

エネルギーを作り出すために必要な酸素を取り込み、同時に発生した二酸化炭素を捨てているシステムが呼吸器官であり、実際にその中心として働いているのが肺です。肺では肺胞という部分で、空気中の酸素を効率よく血液に渡し、体の隅々をめぐって戻ってきた血液から効率よく二酸化炭素を吸い取って、空気中に捨てる仕事をやっています。鼻や口から吸った空気の、肺胞までの通り道が気管・気管支です。気管も単なる空気の通り道なので、ここでは気管支といったら気管を含めたものとして考えていきます。

➡肺の肺胞が呼吸に直接関与している場所であり、気管支は外界から肺胞までの空気の通り道である。

●肺機能の３大要因

肺の作用とは、肺胞において、空気と静脈血（p.54）との間で酸素/二酸化炭素の交換を行うことです。この作業に影響を及ぼす要因は以下の３つです。それは①空気の入れ換え、②肺胞における空気と血液との間での

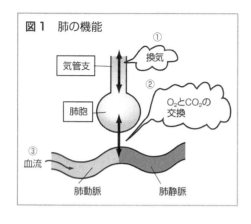

図1 肺の機能

① 換気

気管支

② O₂とCO₂の交換

肺胞

③ 血流

肺動脈　　肺静脈

酸素／二酸化炭素の交換、③血流の分布です（図1）。

①は、新鮮な空気を肺胞までちゃんと届かせ、かつ使用した空気は肺胞から追い出す必要がある、ということです。肺における空気の入れ換えのことを換気といいます。②は肺胞で、空気と静脈血の間で酸素／二酸化炭素の受け渡しがきちんと行われる必要があるということです。肺炎などではこの受け渡しがうまくいかなくなります。③は、静脈血を機能している肺胞にきちんと届ける必要があるということです。肺胞が機能していても、血液がちゃんと流れなければ、肺胞は酸素を受け取ることはできません。

➡肺の機能に重要なのは、換気、気体の交換、肺の血流、である。

● **換気**

　息を吸ったり吐いたりすると、肺がふくらんだりしぼんだりします。気管支の容量は一定で、変化しません。肺がふくらむのは肺胞がふくらんでいるからです。肺は胸の閉ざされた空間の中にあります。この空間を胸腔といいます。胸腔をふくらませると、それにつれて肺がふくらみ、肺胞に空気が入っていきます。逆に胸腔をしぼませると、肺もしぼんで、肺胞の空気は外に出ていきます。肺自身にはふくらんだりしぼんだりする力はありません。胸腔の容積変化が第一であり、その結果、肺の容積が二次的に変化します。

➡胸腔の容積増減により、肺の容積も増減する。

　胸腔の容積変化は横隔膜と肋間筋（肋骨の間にある筋肉）の収縮弛緩によって行われます。横隔膜や肋間筋（より正確には外肋間筋）が収縮すると、胸腔の容積が増え、肺がふくらみます。横隔膜収縮による空気の出し入れが腹式呼吸、肋間筋収縮による空気の出し入れが胸式呼吸です。横隔膜というと「膜」のようですが、実際は膜状になった骨格筋です。肋間筋

とは肋骨の間を結んでいる筋肉です。

➡横隔膜や肋間筋が収縮すると肺がふくらむ。

●死腔

　息を 500 mL 吸った場合を考えてみましょう。吸った 500 mL の空気は
すべて肺胞に到達するでしょうか？　答はノーです。肺胞に至るまでには
気管支を通らなければなりません。この気管支の容積を 150 mL とすると
実際に肺胞にたどり着ける空気は 350 mL だけです。このときの気管支の
容積は、直接は呼吸の役に立っていないので死腔といいます。死腔の容量
が大きいと呼吸の効率が悪くなります。

➡死腔の容量が大きいと呼吸の効率が悪くなる。

　たとえばホースを口にくわえて口で息をしたとしましょう（図2）。も
しホースの内容積が 500 mL だったら、息を 500 mL 吸っても吸えるのは
ホースの中にあった空気だけです。そして息を 500 mL 吐くと、吐いた息
はすべてホースの中に溜まります。次に息を吸うと、自分が先ほど吐いた
息を再度吸い込むことになります。実際やってみるとよくわかりますが、
ホースをくわえると、新鮮な空気が吸えず息苦しさを感じます。死腔は必
ず存在しているので、細かい呼吸を何回もするよりも、回数は少なくても
深い大きな呼吸をするほうが、呼吸の効率はよくなります。

➡深呼吸は呼吸の効率がよい。

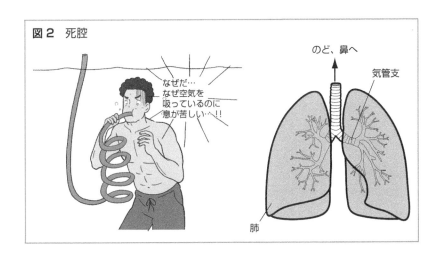

図2　死腔

●気管支

　ところで、息というものは、吸うほうが楽でしょうか、吐くほうが楽でしょうか、それとも同じでしょうか？　健康な人にとってはどちらも同じように楽にできます。でも気管支が弱い人は息を吐くのに難儀することがあります。その理由を説明しましょう。

　肺は胸腔の中にあり、肺は肺胞と気管支からできていましたね。肺胞は柔らかく、その容量は簡単に変化します。しかし気管支は丈夫で固く、そう簡単には容量は変化しません。もし気管支の構造が軟弱で、すぐにふくらんだりつぶされたりすると、どうなるでしょう。息を吸おうと思って胸腔容積を大きくすると、それにつられて肺胞も気管支も拡張する方向に力を受けます。気管支の内径は太くなり肺胞もふくらみます。別に空気の流れには支障はないので、特に困ったことは起こりません。ところが息を吐くときが問題なのです。息を吐こうと思って胸腔容積を小さくすると、それにつられて肺胞も気管支も収縮する方向に力を受け、肺胞と一緒に気管支までつぶされてしまうのです。気管支は空気の出口への通路であり、その通路がふさがれると肺胞内の空気は外に出られなくなります。つまり息を吐こうとしても、気管支がふさがれてしまい、息が吐けない状態になります。

　➡息を吐くときには、気管支にもしぼませる力が働く。

　正常の気管支は丈夫であり、息を吐くときの圧力ぐらいではつぶれません。ですから肺胞内の空気は順調に外に吐き出されていきます。ところが、たとえば肺気腫という病気では気管支が弱く、息を吐くときに気管支までつぶれてしまいます。気管支喘息でもこれとよく似た状態になります。このような病気では、息は吸えるが吐けないのです。息が吐けずに苦しくなります。その原因は息を吐くときの圧力で気管支がふさがってしまうからです。

　➡肺気腫や気管支喘息などの病気では、息が吐けずに苦しくなる。

●二酸化炭素と酸/アルカリ

　さて、肺胞では空気中と血液中の酸素と二酸化炭素の受け渡しを行っています。空気中の酸素濃度は約20％です。いくら上手に呼吸をしても血液中の酸素濃度は空気中の酸素濃度を超えることはありません。つまり空

呼吸もほどほどに

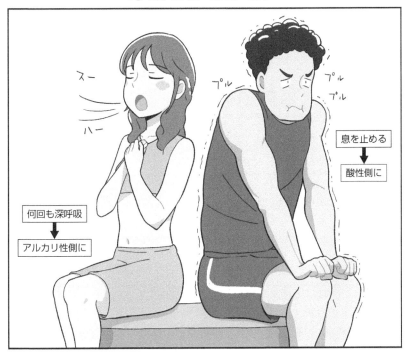

スー

ハー

プル

プル
プル

息を止める

→

酸性側に

何回も深呼吸

→

アルカリ性側に

血液をアルカリ性にしたければ深呼吸を：深呼吸をくり返すと血液はアルカリ性になります。逆に息を止めていると血液は酸性側に傾きます。ただし、深呼吸をくり返して血液がアルカリ性になりすぎると、過換気症候群に陥るかもしれないので注意しましょう。

気呼吸をしている限り、血液中の酸素濃度には上限があるのです（純粋な酸素を吸うと上昇しますよ）。息を止めると血液中の酸素濃度は減少しますが、深呼吸を何回しても、血液中の酸素濃度は一定以上にはなりません。

　➡深呼吸を何回しても、血液中の酸素濃度は一定以上にはならない。

　これに対し、空気中の二酸化炭素濃度はほとんど0％（正確には0.03％）です。ということは、呼吸回数を増やすと血液中の二酸化炭素濃度を減らすことができるのです。息を止めると、血液中の二酸化炭素濃度は増加し、深呼吸を何度もすると、血液中の二酸化炭素濃度は減少します。

　ここで、二酸化炭素が水に溶けると炭酸という酸になることを思い出してください。コーラなどの炭酸飲料は二酸化炭素を水に溶かし込んだものです。つまり二酸化炭素は酸なのです。血液中の二酸化炭素量が増えれば

増えるほど、血液の酸性度は強くなります。逆に血液中の二酸化炭素量が減れば減るほど、血液はアルカリ性が強くなっていきます。

　➡血液中の二酸化炭素量と血液の酸性度とは比例する。

　このように体の酸性度（アルカリ性度）は、呼吸によって大きな影響を受けます。ここは非常に重要な点なのでよく理解しておいてください。

　これに対し、食べ物では体の酸性度（アルカリ性度）は変化しません。アルカリ性食品などと宣伝されている食物をいくら食べても、体はアルカリ性には絶対になりません。でも、深呼吸を何回かくり返すと体は簡単にアルカリ性になります＊、その瞬間だけですが。

　➡深呼吸で体はアルカリ性になる。

　　＊体内が酸性に傾いたものをアシドーシス、アルカリ性に傾いたものをアルカローシスといいます。深呼吸を何回も続けると、呼吸性アルカローシスになります。

●呼吸中枢

　呼吸回数は自分の意志で自由に変えられそうですが、息を止めると苦しくなるように、結局は脳により制御されています（p.106）。脳は動脈血中の二酸化炭素の量を感知して呼吸回数を決めています。血液中に二酸化炭素が増えてくると苦しいと感じ、呼吸回数を増やそうとします。酸素の量ではないのです。ですから健康な人が通常の状態で純粋な酸素を吸っても、あまり呼吸が楽になったとは感じません。

　➡呼吸回数は血液中の二酸化炭素量によって決まる。

●過換気症候群

　精神的ストレスなどで深呼吸を続けてしまうことがあります。体はアルカリ性が強くなり、脳の血流が減少し（なぜか脳の血流はアルカリ性で減少します）、深呼吸をしているのに息苦しく感じたり、ひどいときは失神します。この病態を過換気症候群といいます。健康な若い女性が急に息苦しくなって救急病院を受診する場合は、ほとんどがこの過換気症候群です。この場合は、通常の呼吸状態に戻すだけで症状は改善します。

　➡深呼吸を続けると、かえって息苦しさを感じることもある。

心臓と循環

生命維持には血流維持

● 心臓の構造

　心臓は血液を送り出すポンプです。動脈血用と静脈血用の２つのポンプシステムが合体したものであり、各経路それぞれ２つの部屋の合計４つの部屋があります。血液の逆流を防ぐために、各部屋の出口には弁があります。つまり心臓には部屋が４つ、弁が４つあります（図１A）。４つの部屋を、左心房、左心室、右心房、右心室といい、それぞれの出口に付いている弁を、僧帽弁・大動脈弁・三尖弁・肺動脈弁といいます。僧帽弁はその形がキリスト教の司教がかぶる帽子によく似ていることから名付けられました。

　➡心臓には４つの部屋と４つの弁がある。

● 循環システム

　全身の循環システムは２つに分けられます。それは体循環と肺循環です（図２）。体循環とは、心臓（左心室）から一般の動脈を通って全身の臓器に行き、そこで毛細血管となり、そして全身の臓器から一般の静脈を通っ

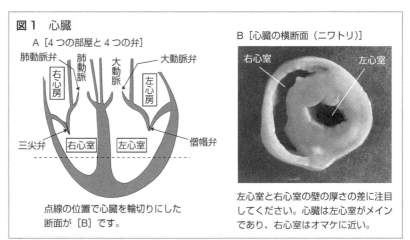

図1　心臓

A［４つの部屋と４つの弁］

肺動脈弁　肺動脈　大動脈　大動脈弁

右心房　左心房

三尖弁　右心室　左心室　僧帽弁

点線の位置で心臓を輪切りにした断面が［B］です。

B［心臓の横断面（ニワトリ）］

右心室　左心室

左心室と右心室の壁の厚さの差に注目してください。心臓は左心室がメインであり、右心室はオマケに近い。

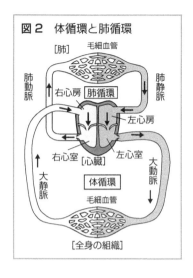

図2 体循環と肺循環

[肺]
毛細血管
肺動脈
肺静脈
右心房　肺循環
左心房
右心室　左心室
[心臓]
大静脈
大動脈
体循環
毛細血管
[全身の組織]

て心臓（右心房）に戻ってくるまでの回路です。肺循環とは、心臓（右心室）から肺動脈を通って肺に行き、そこで毛細血管となり、肺から肺静脈を通って心臓（左心房）に戻ってくるまでの回路です。体循環を大循環、肺循環を小循環ということもあります。

➡全身の循環システムには体循環系と肺循環系の2つがある。

　全身の血液も2つに分けられます。それは動脈血と静脈血です。肺で酸素を受け取った血液が動脈血であり、肺から肺静脈→左心房→僧帽弁→左心室→大動脈弁→体循環系の動脈を流れていきます。全身の末梢組織に酸素を渡してしまった血液が静脈血です。静脈血は、体循環系の静脈→右心房→三尖弁→右心室→肺動脈弁→肺動脈→肺へと流れていきます。

➡動脈血は肺から肺静脈→左心房→左心室→体循環系の動脈を流れていく。

●心筋

　心臓の壁は心筋という筋肉からできています。心筋は骨格筋と同じように横紋筋ですが、意識的には動かすことのできない不随意筋です（p.115）。自律神経によって調節を受けており、心拍数や収縮力が変化します。心臓の壁の厚さは心筋の量を示し、心臓の収縮力を反映します。この壁の厚さは左心室が断然厚く、右心室が中程度、左右の心房はともに薄くなっています（図1B）。このことは左心室が心臓の働きの中心であることを示しています。

➡心筋は横紋筋で不随意筋であり、自律神経による調節を受ける。

●心音

　カスタネットを閉じると音がします。同じように心臓の弁が閉じるときには、弁どうしがぶつかり合って音がします。胸に聴診器を当てると心臓の音が聞こえますが、聞こえているのはこの弁の音です。弁は全部で4つあるので、音も4種類存在します（図3）。しかし正常の心臓では、2つの

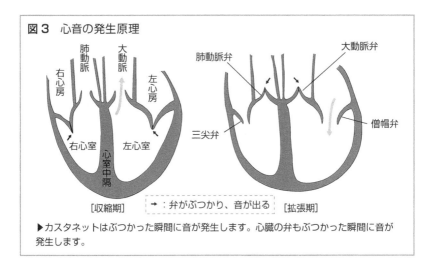

図3　心音の発生原理

右心房
肺動脈
大動脈
左心房
右心室
左心室
心室中隔
[収縮期]

肺動脈弁
大動脈弁
三尖弁
僧帽弁
[拡張期]

→：弁がぶつかり、音が出る

▶カスタネットはぶつかった瞬間に音が発生します。心臓の弁もぶつかった瞬間に音が発生します。

音がほぼ同時に発生するので、あたかも音は2種類だけのように聞こえます。実際は僧帽弁＋三尖弁の混合音と、大動脈弁＋肺動脈弁の混合音です。弁に異常があると、弁の音の大きさや音色が変わったり、音の発生時期がずれたりします。

➡心臓の弁は閉じるときに音がする。

　笛を吹くと音が出ます。これは空気の流れに乱れ（乱流）が生じて音が発生したからです。液体の流れも同じで、血液の流れに乱れが生じたら音が発生します。血液の乱流すなわち音が生じるのは、血液が逆流するときと、血液が狭いところを通るとき、の2つだけです。その例としては、弁が完全には閉じずに逆流が生じた場合、血液の通り道に狭い部分が生じた場合（弁が固くなり、完全に開ききれなくなった場合もこれに相当します）、本来ならないはずの通路が開通した場合（たとえば左心室と右心室とを隔てている壁（心室中隔）に穴があいた場合）、などがあります。このような音は正常では発生しないので心雑音と呼んでおり、医師が心臓の聴診をする場合は、弁の音とこの心雑音を聴診器で聞いています。余談ですが、肺の音も、呼吸時の空気の流れに乱流が生じたら異常な音がします。

➡血液は、逆流するときと狭いところを通るときに音が出る。

●**心拍リズム**

　さて心臓は規則正しく収縮/拡張をくり返しています。心臓は、小さな

筋肉細胞（心筋細胞）の塊です。これがマスゲームのごとく全員が規則正しくリズムを合わせて収縮/拡張しています。もしすべての筋肉細胞がバラバラに収縮と拡張をしたら、心臓全体としては収縮も拡張もしていないことになります。つまり心臓というものがポンプの作用をするためには、すべての筋肉細胞の収縮/拡張が同期している必要があります。

　➡心臓では、すべての心筋細胞が歩調を合わせて収縮と拡張をする必要がある。

　俗に心臓麻痺という言葉がありますが、心臓麻痺といわれている病態のほとんどは、心筋細胞が麻痺つまり収縮していないのではなく、すべての心筋細胞が自分勝手にバラバラに収縮と拡張をくり返している状態です。これを心室細動といいます。心室細動では心臓全体として見ると収縮していないのと同じことなので、血液を送り出すことができず、ただちに心臓マッサージが必要です。このバラバラな収縮を止め、歩調の合った収縮を開始させるためには、一瞬強い電気を流します。テレビの医療ドラマ等で「医者が両手に電極を持ち、患者の胸に当て、通電した瞬間に患者がビクッと動き、そのあと心電図が正常に動き出す」という場面が時々出てきますが、まさにこの方法で歩調のあった心臓の収縮を再開させています。この自動式の機械（AED）は、駅などの公共施設にも設置されています。

　➡心筋細胞がバラバラに収縮すると、心臓の収縮には結びつかない。

　心臓収縮の歩調合わせの統括責任者はいるのでしょうか？　ちゃんといるのです、心臓の中に。しかも最高責任者、副責任者、控えの責任者等複数います。社長・部長・課長がいるのです。「社長→部長→課長→一般の心筋細胞」への指令伝達ルートには特製の高速通信回線がひかれています。普通は社長が収縮の命令を出しています。社長が病気で倒れたり通信回線が切断されたら、部長が代わって指揮をとります。部長もダメになったら課長が指揮をとります。このように心臓には、心臓全体がうまく歩調をとって収縮できるようなしくみが備わっているのです。社長のことを洞房結節といい高速通信回線のことを刺激伝導系といいますが、この名称を記憶するよりも、「社長の仕事のことをペースメーカーという」ということを覚えておいてください。なお、刺激伝導系は神経ではなく、特殊な心筋細胞からできています。

　➡心臓収縮の歩調取りをペースメーカーという。

合図が来たら、みんなそろって

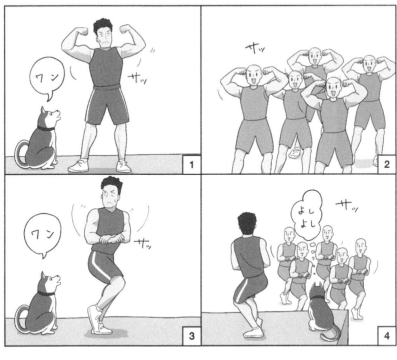

心筋はペースメーカーからの命令がきたらみんなそろって収縮します。心室細動ではみんなバラバラに収縮するので、心臓全体では収縮したことになりません。パブロフの「ワン」を合図に、健次→みんながポーズを決めていたのに、「心室細動」では、勝手バラバラです。

●心電図

　心電図の検査を受けたことがありますか？　手足と胸に電極を付け、

ベッドにじっと寝たまま行う検査です。心筋細胞が収縮するときには、微弱な電気が生じています（p.5）。細胞1個1個の電気は小さいのですが、心臓は心筋細胞の塊ですから、これらたくさんの心筋細胞がすべて同時に収縮すると、それなりの電気が生じます。この電気の様子を皮膚表面から観察したものが心電図（図4）です。骨格筋を収縮させても同じように電気が発生するので、心電図の検査中に体の力を入れると骨格筋からの電気が雑信号として混入してしまいます。検査中は力を抜いて、じっとしていましょうね。

心電図検査で得られる情報は大きく2つあります。1つは心拍リズムの情報で、心臓収縮の命令系統がうまく作動しているかどうかがわかります（心臓には社長、部長、課長、一般の心筋細胞がありました）。心室細動を起こしているときも、すぐわかります。もう1つは心筋の状況です。たとえば心筋が酸素不足になったりすると電気信号の異常としてとらえることができます。

他にも心電図でわかることはいろいろあるのですが、難しくなるのでこの2つ以外はふれないことにします。

➡心電図では心拍リズムと心筋の状況がわかる。

心電図検査では通常は、両手両足の4か所と、胸に6か所の合計10個の電極を付けます。心臓の電気を記録するのに、なぜあんなにたくさんの電極が必要なのでしょうか。先ほど心電図では心筋の状況がわかる、と説

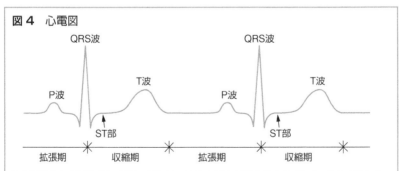

図4　心電図

▶心電図の大きな波（QRS波とT波）は、心室の収縮/拡張の強さを示しているのではなく、心室の心筋細胞の興奮の様子を示しています。心房は心室より筋肉量が少ないので、心房の波（P波）は心室の波（QRS波とT波）に比べ小さくなります。

明しましたが、心筋の異常というものは、普通は心臓全体にまんべんなく発生するのではなく、狭い範囲に限定して発生することが多いのです。その異常部位がどこかを探るために、複数の電極を付けています。たとえば左右の心室を隔てている壁だけが酸素不足になった場合には、酸素不足を示す電気信号は、その壁に一番近い電極にもっとも強く出ます。

　➡心電図検査でたくさんの電極を装着するのは、異常部位を特定するため。

●冠動脈

　心臓の筋肉（心筋細胞）は、どこから酸素や栄養をもらっているのでしょうか。心房や心室内にはたくさんの血液が流れていますが、この血液は心筋の栄養補給には使われません。心臓が全身に送り出す大切な商品なのですから。商品に手をつけてはいけないのは、どの世界でも鉄則です。心臓の筋肉は、冠動脈（図5）と呼ばれる特別な血管から血液の供給を受けています。冠動脈はまず心臓の表面に分布し、そしてその枝が表面から垂直に筋肉内にもぐっています。

　➡心臓の筋肉は冠動脈から血液の供給を受けている。

●機能血管と栄養血管

　このように心臓は2種類の血管を持っています。機能を果たすための血管（心房と心室のこと）と、自分自身を養うための血管です。肺と肝臓も、心臓と同じように2種類の血管を持っています。

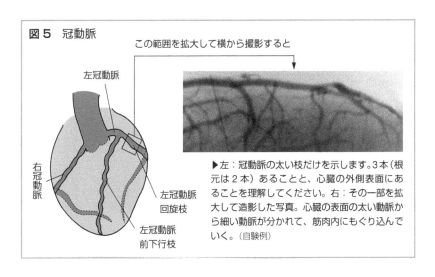

図5　冠動脈

この範囲を拡大して横から撮影すると

左冠動脈

右冠動脈

左冠動脈回旋枝

左冠動脈前下行枝

▶左：冠動脈の太い枝だけを示します。3本（根元は2本）あることと、心臓の外側表面にあることを理解してください。右：その一部を拡大して造影した写真。心臓の表面の太い動脈から細い動脈が分かれて、筋肉内にもぐり込んでいく。（自験例）

肺には肺動脈と肺静脈がありますが、それ以外に気管支動脈（大動脈の枝）という血管も持っており、肺の細胞はこの気管支動脈からの血液で、酸素や栄養分の供給を受けています。肺動脈の血液が肺の細胞に養分を渡しているわけではありません。

肝臓が機能を果たすための血管は門脈です（p.29）。肝臓は門脈から流れてきた血液に対して、さまざまな代謝や処理を行っています。そして肝細胞自身の栄養や酸素は肝動脈（腹腔動脈という血管の枝）から受けています。ただし肝臓の場合は、門脈からも栄養を受けることが可能であり、肝動脈の血流を完全に遮断しても肝細胞が死ぬことはありません。

➡臓器によっては、機能を果たすための血管と、栄養を受ける血管との2種類の血管を持っている。

●冠動脈と脳動脈の特徴

普通の動脈は、枝分かれしたらその先でまたくっつき、再度枝分かれというような分岐と合流をくり返しながらだんだん細くなっていきます。血管どうしがくっついているので、どこかで動脈が1か所詰まっても迂回路があり、詰まった先も血流が止まらずに済みます。ところが例外が2つだけあり、冠動脈と脳の動脈だけは木の枝のように、枝分かれしたら再びくっつくことはない構造になっています。ということは、脳と心臓では、血管のどこかが1か所詰まると、その先には血液がまったく行かなくなってしまいます（図6）。つまり心臓と脳は血流不足になりやすい臓器なのです。完全に血管が詰まってしまい、その先の組織が死んでしまう病気を、心筋梗塞および脳梗塞（p.112）といいます。完全には詰まらなくても、動脈が狭くなって十分な血液が流れなくなった病気を、心臓の場合は狭心症、脳の場合は脳虚血といいます。心筋梗塞も狭心症も急激かつ激しい心臓の痛みが生じます。このように脳と心臓だけは動脈の構造が特殊なのです。

➡心臓と脳の血管は、詰まるとその先には血液が行かない。

●血流分布

血液の量には限りがあり、その血液を送り出す心臓の能力にも限りがあります。たとえば運動したら脈拍が増えるのは、筋肉という消費者が「もっと血液をくれ」と要求したからです。その分とりあえず不要なところ（この場合は消化器系）への血液の供給は減らします。逆に食後には消化器系

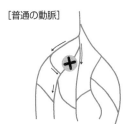
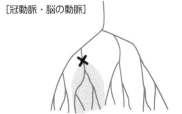

図6　心臓と脳の動脈には迂回路がない

［普通の動脈］　　　　　　　　　　［冠動脈・脳の動脈］

▶一般の組織では、動脈が詰まっても迂回路があるので割と平気ですが、心臓と脳の動脈は迂回路がないので、どこかで詰まるとその先への血流が途絶えてしまいます。

へ血液を重点的に配分します。

➡血液供給は、そのとき必要なところに重点的に配分する。

　細胞の種類によって、血流不足に強い／弱いがあります。臓器の血流量は必要に応じて変化するとはいえ、血流不足に弱い細胞に対しては、常に血流を確保しなければなりません。それはまず第1に脳、次が心臓です。脳と心臓の細胞は酸素不足にきわめて弱く、数分しか耐えられません。脳の血流が途絶えると数秒で意識を失い、数分で回復不可能、つまり脳死となります。いついかなる場合でも、まず脳血流だけは絶対に確保しないといけません。そして脳の次に血流を確保しなければならない臓器が心臓です。心臓も冠動脈の血流が途絶えると、数秒で激しい痛みを生じます。逆に骨の細胞などは血流途絶に強く、血流が止まっても1日ぐらいは生きています。たとえ心臓が止まっても、全身のすべての細胞が完全に死に至るには、1日以上かかるのです。

➡いかなる場合にも脳の血流だけは確保しなければならない。

　運動した場合は、骨格筋が安静時の数十倍の血液を要求してきます。脳への血流は減らせませんが、消化器への血流は大幅にカットです。心臓は骨格筋の要求に答えようとがんばりますが、その能力には限度があります。さらに肺で酸素を取り込む能力にも限度があります。この限度を最大酸素摂取量（肺自体の能力だけではなく心臓がどれだけ血液を回せるかなどの因子も関与する）といい、その人の運動能力の指標の1つです。

➡運動能力の指標の1つに最大酸素摂取量がある。

血圧と血流

オームの法則に従い血液は流れる

●血圧って何だろう

　水鉄砲で水を相手に届かせるには、容器、水、ピストンを押す力の3つが必要です。逆にいうと、この3つしか必要ではありません。ヒトの体も同様で、血液を体の隅々まで届かせるには、血管、血液、心臓の押し出す力の3つだけが必要なのです。血管の中の圧力が血圧なのですが、血圧についてはこのあとゆっくり説明していきます。

> ➡血液を体の隅々まで届かせるには、血管、血液、心臓の押し出す力の3つ
> 　が必要。

　わかりやすくするために、例をあげて説明しましょう。図1をご覧ください。ぶら下がった植木鉢に友紀がホースで水をあげようとしているところです。健次が一生懸命手押しポンプを押しています。友紀がホースの出口をちょっとおさえています。出口をおさえたほうが水の勢いが増し、高い所まで水が届きます。でも出口をおさえると、健次はより強い力が必要となります。植木鉢に水を届かせるには、①ホースの出口の直径、②水の量、③ポンプを押す力、の3つの要因が関与しているのです。

　さて、水の届く高さを高くするには、①ホースの直径を狭くする、②水の量を増やす、③ポンプを力強く押す、のいずれかが必要です。②の水の量とはホースの中にある水の量のことですが、イメージしにくければポンプの中にある水の量と思って結構です。ポンプの中に水がちょっとしかなければ、いくらポンプを力一杯押しても、水はちょろっとしか出ません。ポンプの中にたくさん水があれば、水は高く飛びます（このときは必然的にポンプを押す力も大きくなることが多いのですが、それにはこだわらないほうが理解しやすいでしょう）。

　水の届く高さが血圧です。①のホースの出口を狭くしているのが「血管

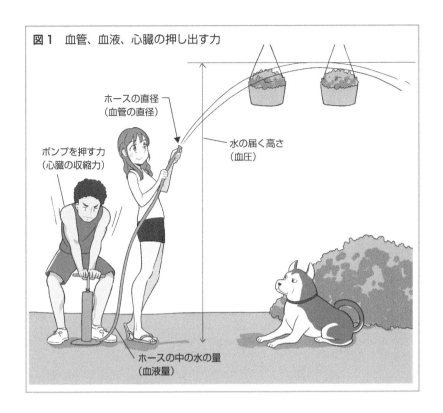

図1 血管、血液、心臓の押し出す力

ホースの直径
（血管の直径）

ポンプを押す力
（心臓の収縮力）

水の届く高さ
（血圧）

ホースの中の水の量
（血液量）

表1 血圧と血管・血液量・心臓の収縮力の関係

水の届く高さ	高くする	低くする	血圧	高くする	低くする
ホースの直径	狭くする	広くする	血管の直径	小さくする	大きくする
水の量	増やす	少なくする	血液量	多くする	少なくする
ポンプを押す力	強くする	弱くする	心臓の収縮力	強くする	弱くする

の太さ」、②のポンプの中の水の量が「血液量（ホースから出た水の量が血流量）」に相当します。そして③の手押しポンプの働きが「心臓の収縮力」に相当します（表1）。考え方は、電気のオームの法則とまったく同じです。電圧が血圧、電流が血液流量、抵抗が血管の太さです。でも電気が苦手な人は、オームの法則にこだわらなくて結構です。

●**血管の直径と血圧の関係**

　血管の直径が大きくなったり小さくなったり、とはどういうことでしょうか。血管には平滑筋があり、この筋肉が弛緩すると血管の直径は大きく

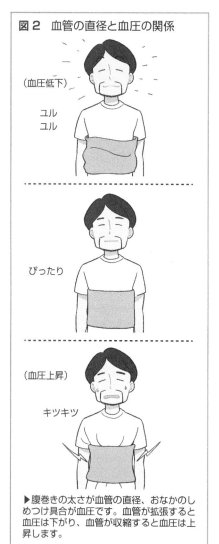

図2　血管の直径と血圧の関係

（血圧低下）

ユル
ユル

ぴったり

（血圧上昇）

キツキツ

▶腹巻きの太さが血管の直径、おなかのしめつけ具合が血圧です。血管が拡張すると血圧は下がり、血管が収縮すると血圧は上昇します。

なります。これを血管拡張といいます。平滑筋の収縮/弛緩、つまり血管の直径の大きさは自律神経（p.91）によって制御されています。自律神経は交感神経と副交感神経の2種に分けられ、ほぼ正反対の働きをします。血管拡張は副交感神経の興奮により起こりますが、交感神経の働きをブロックしても同じ結果になります。また交感神経が興奮すると血管の平滑筋は収縮し、血管の直径は小さくなります。これを血管収縮といいます。そして血管が拡張すると血圧は下がり、血管が収縮すると血圧は上がります（図2）。

　血管を拡張させると血圧が下がるので、血管を拡張させる薬剤[1]は高血圧症の治療薬としても用いられています。

➡血管拡張で血圧は下がり、血管収縮で血圧は上がる。

＊1　自律神経とは関係のない作用機序で血管を拡張させる薬もたくさんあります。なおアドレナリンの分泌亢進と交感神経興奮とはほぼ同じ作用であり、両者は同時に起こると思ってください。

●血液量と血圧の関係

　血液量が少なくなったり多くなったり、とはどういうことでしょうか。たとえば事故で大けがをして、大量の出血が生じると、血圧が下がります。このような場合には、緊急に輸血もしくは輸液[2]が必要です。急な血圧低下に対して、輸液により血圧が回復することは、実際の臨床現場では頻

回（p.69 の MEMO 参照）に目
にします。

　また体の中の水分が多すぎる
場合は、血圧が上がってきます。
このような場合には、利尿剤を
使って余分な水分を尿として排
出させます。血を抜いてもいい
のですが、それは本当に緊急手
段です。体の水分を減少させる
と血圧が下がるので、利尿剤は
高血圧症の治療薬としても用いられています。

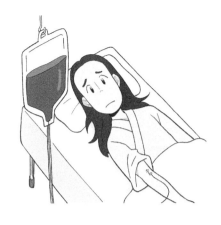

　➡出血や脱水で血圧は下がり、輸血や輸液で血圧は上がる。

　＊2　輸液とは食塩水などを血管内に大量に投与することです。

●心臓の収縮力と血圧の関係

　心臓の収縮力が弱くなったり強くなったり、とはどういうことでしょう
か。心臓が強く収縮すれば血液を勢いよく押し出すことができ、血圧は上
がります。また心臓が弱く収縮すれば血液を押し出す勢いは弱くなり、血
圧は下がります。交感神経の興奮では、心臓は元気いっぱいに強く収縮し
ます。副交感神経の興奮では、ちょっと話がややこしく、実は心拍数の減
少が前面に出てくるのですが、ここでは心臓の収縮力も低下すると理解し
ておけばいいと思います。心臓の収縮を抑制する薬、たとえば交感神経の
作用をブロックする薬は高血圧の治療薬として用いられています。余談で
すが、副交感神経を興奮させるような薬でも血圧は下がりますが、いろい
ろな副作用のため、高血圧の治療薬としては使われていません。

　➡心臓の収縮力が減弱すると血圧は下がり、心臓の収縮力が増強すると血圧
　は上がる。

●血圧に対する薬剤の作用

　血圧と血管・血液量・心臓収縮力の関係を表2にまとめてみました。高
血圧には多種多様の薬が開発・販売されていますが、その作用機序は次の
3点に集約されます。(1) 血管を拡張させる薬剤、(2) 利尿薬、(3) 心臓
収縮を抑制する薬剤です。逆に血圧を上げたい場合には、(1) 血管を収縮

表2　血圧に対する薬剤の作用

血圧	低くなる	高くなる
血管	血管拡張剤	血管収縮剤
血液量	血を抜く、利尿剤	輸血、輸液
心臓の収縮力	収縮を減弱させる薬剤	収縮を増大させる薬剤

させる薬剤、（2）輸液、（3）心臓収縮を促進する薬剤、を使います。

●血液の供給と血圧

　体の隅々まで十分量の血液を供給するためには、ある程度以上の血圧が必要です。何はともあれ、まず第一に血流を確保しないといけない臓器は脳です（p.61）。脳の血流が途絶えると、わずか数秒で意識がなくなってしまいます。血流が完全に途絶えないまでも、脳の血流が不足すると意識がぼーっとします。よく朝礼などで「貧血を起こして」倒れる人がいますが、そのほとんどは貧血（p.10）ではなく、副交感神経の突然の興奮によって生じた血圧低下による脳の血流不足が原因です。

　➡全身に血液を供給するためには、ある程度の血圧が必要。

　血圧は高いほうがいいのでしょうか、それとも低いほうがいいのでしょうか？　血圧が高すぎると血管が圧力に耐えきれず、破裂することがあります。破裂すると、当然そこから出血しますね。これが脳で起こったものが、脳出血やくも膜下出血（p.112）です。急死することも多く、死をまぬがれても麻痺を残すことは多いです。

　破裂しなければいいのかって？　高血圧が長期間続くと動脈硬化を促進することがわかっています。動脈硬化とは動脈壁にコレステロール（p.40）やカルシウムが沈着して、血管が硬く細くなってしまうことです。動脈硬化を起こした血管は、詰まりやすく、かつ破裂しやすくなります。詰まらない場合でも細くなっているので、十分量の血液を通すことができません。ですからその場所の細胞は必要な血液を受け取れず、結局その組織は血液不足から機能低下に陥ります。動脈硬化はゆっくりと進行していきます。

　➡血圧が高いと動脈硬化や脳出血が起こる。

　では、血圧は低いほうがいいのでしょうか。確かに動脈硬化は起こしにくいかもしれません。しかし血圧が低すぎると、脳をはじめとする全身に十分に血液が回らず、血液の供給不足を生じます。たとえば、寝た状態か

ら急に立ち上がったときなどに、体位の変化に血圧の変化が対応できず、一瞬、脳への血流が不足することがあります。これが「立ちくらみ」です。何事もそうですが、血圧もちょうどいいのがちょうどいいのです。

　➡血圧は低すぎると全身に血液が供給できない。

　心臓の病気が直接の原因で血圧が下がるのは、非常に困ります。心臓から出てくる血液の量が不足し、十分な血液を全身に供給できなくなるからです。このような状態を心不全(しんふぜん)といいます。心不全では心臓自体に病気があり、心臓が疲れ果てているのが原因のことが多いです。程度にもよりますが、心不全には専門家の濃厚な治療が必要です。

　➡心不全とは、十分な血液を全身に供給できない状態のこと。

●血圧には2つの値がある

　心臓は収縮/拡張をくり返しています。血液を押し出しているのは収縮期だけで、拡張期には血液を押し出していません。つまり血圧は心臓の収縮/拡張にともない、常に変動しています。このように血圧には波があり、心臓の収縮時には高く、拡張時には低くなります。この最も高いところを収縮期血圧、最も低いところを拡張期血圧といいます。収縮期血圧は最大血圧ともいい、拡張期血圧は最小血圧ともいいます。そして収縮期血圧と拡張期血圧との差を脈圧といいます。

　➡血圧には収縮期血圧と拡張期血圧とがあり、両者の差を脈圧という。

●血圧の測り方

　ところで、血圧って測ったことありますか。腕に帯を巻いて、聴診器を肘(ひじ)の内側に当てて、シュポシュポシュポっと帯に空気を入れていきますが、経験ありますか。腕に巻く帯（マンシェットといいます）は単なる空気袋です。この中に空気を入れて袋内の圧力を上げても腕に巻き付いたままになるようにマジックテープがついているだけです。聴診器を肘の内側に当てているのは、実はここに動脈（上腕動脈(じょうわんどうみゃく)という名がついてます）が通っているのです。この動脈の真上に聴診器を当てて動脈の音を聞いています。

　➡一般的には上腕で血圧を測定する。

　血圧の測り方です。まず上腕にマンシェットを巻きます。肘の内側の上腕動脈を手で探り、拍動を確認します。その場所に聴診器を当てます。拍動がわからないときは、その付近にカンで聴診器を当てているようです。

このままでは、まだ何も聞こえません。マンシェットに空気を送り、収縮期血圧より高いであろう圧まで空気を送り込みます。図3の（A）の状態です。このとき、血管が拡がろうとする力（これが血圧ですね）よりも強い圧力で腕を締め付けているので、血管は完全に押しつぶされ、血流は完全に途絶えています。当然音は聞こえません。ここから少しずつ空気を抜いて圧を下げると、収縮期血圧より締め付ける圧が低くなった時点で、少量ながら血液が流れ出します。図3の（B）の状態です。このときに乱流が生じ音が出ます。この音の出始めの圧が収縮期血圧です。さらに圧を下げていき、拡張期血圧より締め付ける圧が低くなると、動脈の血液の流れがまったく阻害されなくなり音が消失します。図3の（C）の状態です。この音が消えたときの圧が拡張期血圧です。

　図3の（B）のときに聞こえる音について、もう少しお話ししましょう。収縮期血圧と拡張期血圧の間の圧で腕を締め付けると、血液は通り抜けるものの血管は狭くなっています。p.55の心音のところで「心雑音は血液が狭いところを通るときに発生する」ことを説明しましたが、心雑音と同じ原理で、血管の狭いところから音が発生します。注意深く音を聞くと、締め付ける圧により微妙に音の質が違うのですが、要するに、音が出現したときと消失したときの圧が収縮期血圧と拡張期血圧になるわけです。自動血圧計もまったく同じ原理で、人間の耳で音の有無を判断する代わりに、機械が音の有無を判断しているだけです。

➡上腕を締め付け、徐々に圧を下げ、音が出現したときの圧力が収縮期血圧であり、音が消失したときの圧力が拡張期血圧である。

　基本的には上流を締め付けて、その下流で動脈音を聞けばよいので、足でもまったく同じように血圧を測定することができます。病気によっては両手両足での血圧測定が必要なこともあります。手首でも指でも測定は可能ですが、経験的な印象では、これらの部位はやや正確性に欠けるようです。なお、足用のマンシェットは大きく、小児用は小さくできています。新生児用はとっても小さなかわいいマンシェットです。

➡足でも血圧は測定可能である。

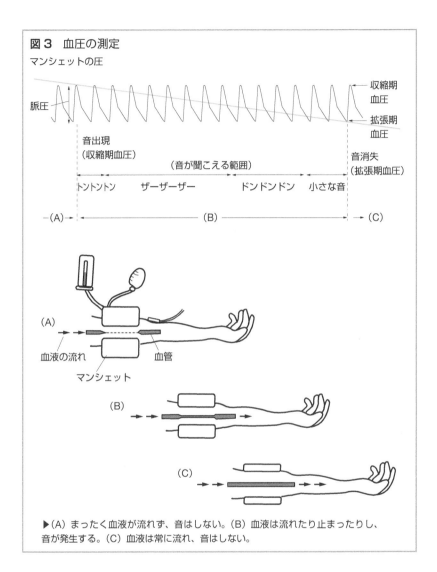

図3 血圧の測定

マンシェットの圧

脈圧

収縮期
血圧

拡張期
血圧

音出現
（収縮期血圧）

（音が聞こえる範囲）

音消失
（拡張期血圧）

トントントン　　ザーザーザー　　　ドンドンドン　　小さな音

─(A)→｜←────────── (B) ──────────→｜→ (C)

(A)

血液の流れ　　　　　　　　血管

マンシェット

(B)

(C)

▶（A）まったく血液が流れず、音はしない。（B）血液は流れたり止まったりし、
音が発生する。（C）血液は常に流れ、音はしない。

MEMO　**頻回（ひんかい）**

　臨床の現場では、『しばしば』とか『頻繁』のような回数が多いという意味で『頻回』
という用語をよく用います。一般の人には意味が通じにくい医療の業界用語です。

排泄と泌尿器

缶ジュース2本分のおしっこは最低必要

●排泄とは

体内で生成された老廃物や毒物を、体外に捨てることを排泄といいます。ヒトの体内で代謝＊が行われると、老廃物が必ず産生されます。代表的な老廃物は二酸化炭素と水です。二酸化炭素は肺から捨てられます。ですから肺は排泄器官です。二酸化炭素以外の老廃物のほとんどは、腎臓から尿中に捨てられます。したがって腎臓は代表的排泄器官です。これ以外の排泄方法としては、肝臓から胆汁中に捨てる方法があります（ビリルビンなど）。

➡腎臓・肺・肝臓が代表的な排泄器官である。

＊代謝　生体内で常に行われている物質の分解と合成の化学反応のこと。

蛋白質が分解された後の代謝物は尿素です(p.31)。尿素は肝臓で作られ、腎臓から捨てられます。その他の老廃物には、核酸（DNAなど）の代謝物である尿酸などがあります。尿はこれら尿素や尿酸を含んだ排泄物です。

腎臓からは老廃物に限らず、過剰な水分や塩分も捨てています。私たちは適当に水分や塩分を摂取しても、腎臓様がちゃんと計算して体に必要な水分と塩分だけを残し、過剰な分はすべて尿に捨てています。ちなみに生理学的定義に従うと、大便は排泄物ではありません。なぜなら、ウンチは経口摂取物の単なる残りカスであり、代謝の結果、新たに産生されたものではないからです。

➡尿素と尿酸は尿の主成分である。

●ネフロン

では腎臓における尿生成のしくみを見てみましょう。図1で示したように、尿は糸球体から尿細管を通って作られていきます。1個の糸球体は1本の尿細管とセットになっており、このセットをネフロンと呼びます。集

合管は機能的には尿細管の一部と考えて結構です。腎臓にはこのネフロンが100万個ほどあります。つまり腎臓は多数のネフロンの集合体です。しかし腎臓の生理機能を学ぶうえでは、腎臓は巨大な1個のネフロンである、と考えると理解しやすいと思います。

➡糸球体と尿細管とが尿生成の最重要パーツ。

ネフロンでは、まず糸球体で血液を濾過(ろか)します。濾過された液体を原尿や濾液(げんにょう)と呼びます。

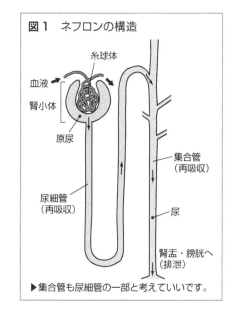

図1 ネフロンの構造

糸球体
血液
腎小体
原尿
尿細管
（再吸収）
集合管
（再吸収）
尿
腎盂・膀胱へ
（排泄）

▶集合管も尿細管の一部と考えていいです。

次に尿細管で、この原尿に対していろんな物質の吸収を行って成分や量を変化させ、体外に排泄する「尿」を生成します。尿細管ではいったん濾過した水分や物質を再び吸収するので、尿細管での吸収のことを再吸収ともいいます。つまり尿生成を単純に表現すれば、糸球体での濾過と尿細管での再吸収です。

➡尿生成は糸球体での濾過と尿細管での再吸収である。

●糸球体の作用

糸球体での濾過の原理はまさに小学校の理科で習った、泥水を濾紙で濾過すると泥水がきれいになる、という実験そのものです。この場合は泥の粒子は濾紙の網目より大きかったので濾紙に引っかかり、濾液中には濾紙の網目より小さな粒子しか含まれていません。

糸球体もまったくこれと同じ原理で濾過を行っています。糸球体で濾過されるかされないかは、血液中に溶け込んでいる物質の大きさだけで決まります。小さな粒子は濾過され、大きな粒子は濾過されません。つまり原尿には小さな粒子しか含まれていません。小さな粒子には、水分子、ナトリウムイオン、ブドウ糖などがあります。濾過されないものにはアルブミン（p.14）などの蛋白質があります。つまり糸球体では、アルブミンより

それは捨てちゃダメ！

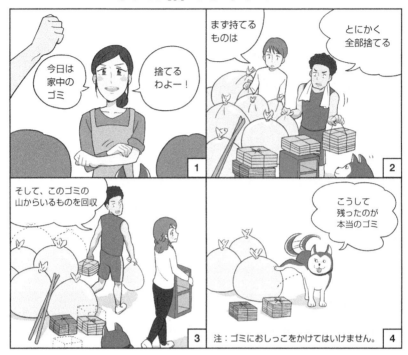

田中家のゴミ選別法はネフロンとよく似ています。まずそれらしきものをすべて集め（濾過し）、その中から必要なものだけを回収します（再吸収）。残ったものが本当に不要なもの（尿）です。

小さな物質だけが濾過され、アルブミンおよびそれより大きな物質は濾過されません。

　➡糸球体では、アルブミンより小さな物質だけが濾過される。

　学校などの健康診断で尿検査をした経験があるでしょう。尿検査の項目に尿蛋白があります。正常では、尿には蛋白質は含まれておらず、尿蛋白は陰性です。ところが糸球体に病気があると、糸球体の網目が開いてしまい、本来なら濾過されないはずのアルブミンが漏れ出てしまい、尿中に混入してきます。このような人の尿は蛋白質を含んでいるので、尿蛋白は陽性となります。このときの尿中蛋白質はアルブミンです。つまり尿蛋白の検査は、糸球体の異常の有無をみているのです。

　➡正常尿は蛋白質を含んでいない。

糸球体の濾過でもう１つ重要なことがあります。それは、濾過は血圧によって行われている、という点です。先ほどの小学校での濾紙の実験では、重力の力により水が下に落ちてきました。糸球体では、濾紙に相当する網目をくぐり抜けさせる力は、糸球体という血管を内側から押す力、すなわち血圧なのです。ということは、血圧が低下すると濾過ができなくなり、尿を作り出すことができなくなります。

➡糸球体では血圧の力によって濾過が行われている。

糸球体で濾過されるかされないかは、粒子の大きさだけで決まります。その物質が生体にとって重要か重要じゃないかは関係ありません。大きさだけです。とにかく糸球体の網目を通り抜けさえすれば、何でもかんでも濾過されます。つまり原尿には老廃物だけでなく、生体にとって重要な物質もたくさん含まれています。

➡原尿中には、重要な物質もたくさん含まれている。

●尿細管の作用

原尿には確かに老廃物は含まれていますが、大切な物質もたくさん含まれています。そこでこの原尿から必要な物質を回収する作業が必要です。この回収作業をしているのが尿細管です。尿細管では原尿中から必要な物質を取捨選択して吸収しています。いったん濾過してその後吸収しているので、尿細管における吸収のことを再吸収ともいいます。

➡尿細管では再吸収を行っている。

健常人の尿量って知ってますか？　測ったことはないかもしれませんが、１日に約１〜1.5 L 程度です。そして原尿の量は１日に約150 L です。尿の量は原尿の100分の１以下ですね。ということは、糸球体で濾過された水の99％以上が、尿細管で再吸収されているということです。尿細管で再吸収される物質の代表に、水、ナトリウム、ブドウ糖があります。水とナトリウムは99％以上が、ブドウ糖は100％再吸収されています。ですから、健常人の尿にはブドウ糖はまったく含まれていません。

➡ブドウ糖は尿細管で100％再吸収される。

●尿に糖が混じるわけ

糖尿病という病気を聞いたことがあるでしょう。インスリンの不足から血糖値が上がり、体のあちこちに障害を起こす病気です（p.86）。糖尿病

患者の尿中にはブドウ糖が含まれています。なぜ尿中にブドウ糖があるのでしょうか？

　ブドウ糖は尿細管で100％再吸収されるといいましたが、その尿細管の再吸収能力には限度があります。糸球体ではブドウ糖は簡単に濾過されるので、血液中のブドウ糖濃度と濾過された後の原尿中のブドウ糖濃度は同じです。糖尿病になると血糖値が上昇します。すると当然、原尿中のブドウ糖濃度も上昇し、あるレベル以上、およそ正常の2倍程度になると、尿細管での再吸収が追いつかなくなり、再吸収しきれなかった分が尿に混じって出てきます。つまり、糖尿病患者の尿中にブドウ糖が出てくるのは、腎臓が悪いのではなく、血糖値が高すぎるのが原因だったのです。ですから血糖値が上昇しさえすれば、糖尿病以外の病気でも、尿検査で尿糖は陽性になります。

　➡尿細管でのブドウ糖の再吸収能力には限度があり、血糖値が上がりすぎると再吸収できなかった分が尿中に混じってくる。

●尿量はどのくらい必要？

　尿量について考えてみましょう。体の調子によって尿量は変動します。普通は1日に1〜1.5 L程度ですが、汗をたくさんかいたり、水をがまんすると尿は濃くなり、量は少なくなります。しかしそれでも普通は尿量は1日に500 mL以上あります。その理由は腎臓の濃縮力には限度があり、とてつもなく濃い尿は作ることができないからです。尿量が1日に500 mLはないと体の老廃物を全部は捨てきれないのです。逆にいうと、尿量が1日に500 mL以下になると、体内に老廃物が蓄積してきます。

　➡老廃物を捨てるためには、尿量は1日に500 mL以上必要である。

　尿量は、体内の水分量により厳密にコントロールされています。尿量を規定している代表的ホルモンが、脳下垂体後葉から分泌される抗利尿ホルモン（ADH、p.87）です。尿細管における水の再吸収率は99％以上なのですが、もしADHの分泌が完全に止まると、水の再吸収率は90％程度に低下します。90％も99％も似たようなものじゃないかって？　では90％と99％とが同じか違うか、ちょっとだけ考えてみましょう。簡単な計算なので、数字に少し付きあってください。

　原尿の量は1日に約150 Lという話はしましたね。正常ではこのうち

糖尿病の患者さんの尿って甘いの？

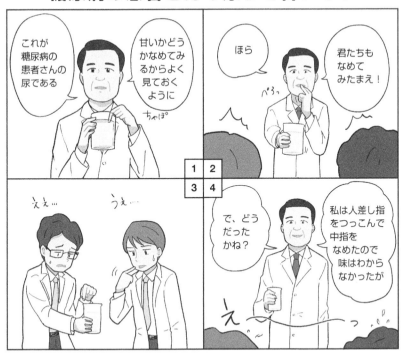

（注）これは筆者が学生時代の講義中に生理学の教授から聞いた伝説です。

99％が再吸収されるので、再吸収されず体外に出てくる水、これが尿です が、尿の量は原尿の1％です。150Lの1％は1.5L、つまり1日の尿量は 1.5Lです。かたや再吸収率が90％の場合、尿量は150Lの10％で15L になります。1日の尿量が15Lとなれば、そりゃ大変ですよ。1時間に数 回の割合で、1日中トイレに行き続けなければならず、寝る暇もありませ ん。ここでは、90％と99％とはまったく違うんだなあ、という雰囲気を 感じ取っていただければ十分です。なおこのようなADH不足で尿が増え る病気を尿崩症といいます。

　➡尿細管の再吸収量が減ると尿量は増える。

●尿路は一方通行

　腎臓で作られた尿は、「尿管（腎臓と膀胱をつなぐ管）→膀胱→尿道」 というルートを通って体外に排泄されます。この経路を尿路といいます。

尿路は単なる尿の通路であり、尿路を通る間に尿の成分は変化しません。

　➡尿管、膀胱、尿道を尿路といい、尿路中では尿の成分は変化しない。

　尿路のもう１つの特徴は、尿の流れが一方通行である、ということです。つまり尿は必ず、尿管→膀胱→尿道の方向に流れ、逆流はありません。尿道は外界に開通しており、そこにはバイ菌がうようよしています。この外界のバイ菌が尿道から入ってこようとしても、尿の流れは一方通行なので洗い流されてしまい、なかなか膀胱にたどり着けませんし、腎臓にはもっとたどり着けません。

　➡尿路での尿の流れは一方通行であり、決して逆流しない。

●排尿のメカニズム

　膀胱は平滑筋でできた尿の貯蔵袋です。尿意、つまりどの程度尿が溜まったかという感覚は、膀胱壁の緊張度から感じ取っています。膀胱の大きさではなく膀胱壁の緊張度です。尿意と膀胱内の尿量とは必ずしも比例しません。膀胱がほとんどふくらんでいなくても、精神的緊張から膀胱壁の平滑筋が収縮すれば、膀胱壁の緊張度は高まり、尿意を感じます。ですから、少量の尿でも尿意をすごく感じることもあれば、たくさん尿が溜まってもあまり尿意を感じないこともあります。

　➡尿意は膀胱壁の緊張度から感じ取っている。

　尿がある程度膀胱に溜まると、排尿をします。この排尿動作は自律神経も関与した、かなり高度な作業です。出したくないときは出さず、出したいときのみに出す、という完璧な排尿動作は子どもには無理です。だから子どもはオネショをします。

　１回の排尿動作で、膀胱中の全部の尿は完全に排出されてしまいます。つまり残尿はありません。残尿がないということはきわめて重要なことであり、尿の一方通行と並んで、尿路を外界のバイ菌から守る大切なメカニズムです。なぜ残尿がないと感染を防げるかは図２をご覧ください。流れている下水はきれいですが、よどんだ下水は汚くなるのと同じ理屈です。

　➡排尿後は膀胱には尿は残っていない。

　バイ菌が尿道に来たら尿道炎、膀胱まで来たら膀胱炎です。ここまではかゆみや違和感はありますが、熱はそれほど出ません。そして腎臓まで来たら腎盂腎炎になり、そうなると高熱が出ます。女性は男性に比べ尿道が

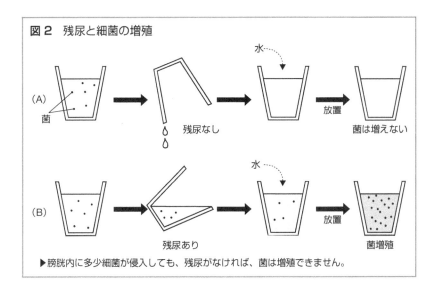

図2 残尿と細菌の増殖

(A) 菌　　残尿なし　　水　　放置　　菌は増えない

(B) 残尿あり　　水　　放置　　菌増殖

▶膀胱内に多少細菌が侵入しても、残尿がなければ、菌は増殖できません。

短いので膀胱炎になりやすいようです。膀胱炎を防ぐためには、たくさん水分を飲み、なるべく頻回（p.69）にトイレに行くことです。オシッコをがまんしていると、その間に細菌が増殖しますよ。もう１つ大切なことは、尿道の出口の清潔を保つことです。不潔な性行為により膀胱炎になることが結構多いようです。汚い手のままさわるなんてとんでもない。エッチする前は、少なくとも手を洗い、できればお風呂に入ってきれいにするのが医学的には望ましい姿です。

➡不潔な性行為は膀胱炎のもと。

●**腎臓の尿生成以外の働き**

　腎臓は尿を作っているだけではありません。その他にもいろいろな働きをしています。ここでは３つの働きを理解してください。１つ目は、エリスロポエチンというサイトカイン（p.79）を分泌して赤血球の産生を促しています。腎臓は貧血と密接な関係があり、腎臓が悪くなると貧血を生じます。腎臓は内分泌臓器ともいえます。２つ目は血圧調節です。腎臓は血圧調節にも関与しており、腎臓が悪い人は血圧が高くなる傾向があります。３つ目はビタミンＤの活性化です。ビタミンＤは食物中に含まれていたり、日光により体内で作ることができますが、そのままでは活性がなく、腎臓の細胞で代謝されることにより活性化されます。ビタミンＤはカルシウ

ム代謝に関与しており、腎臓が悪くなると骨がもろくなったりします。

　➡腎臓は尿産生以外にも、赤血球の産生、血圧調節、カルシウム代謝に関与
　している。

●腎不全と血液透析

　腎臓が正しく働けなくなった状態を腎不全といいます。腎不全になると、
体内に老廃物が溜まってくるので、人工的に血液中から老廃物を抜き取る
治療が必要となります。それには人工腎臓、つまり非常に小さな穴のあい
た人工膜を使います。この穴は水やブドウ糖のような小さい分子だけが通
り抜けることができ、アルブミンのような大きな分子は通れません。この
人工膜を細いストロー状にし1万本程度束ね、管の中に血液を、管の外側
にきれいな水を流すと、血液中の老廃物だけを血液中から抜き取ることが
できます。これを血液透析といいます（図3）。血液透析において、血液
中から抜き取るおもな物質は、尿素のような老廃物、カリウムのような過
剰なイオン、それに過剰な水分です。人工腎臓は本物の腎臓の機能をある
程度は肩代わりできますが、大きな分子の老廃物は除去できず、さらにエ
リスロポエチンの産生機能なども当然持っていません。腎不全の究極の治
療法は腎臓移植です。もらった腎臓は右下腹部に移植します。

　➡腎不全には血液透析を行う。

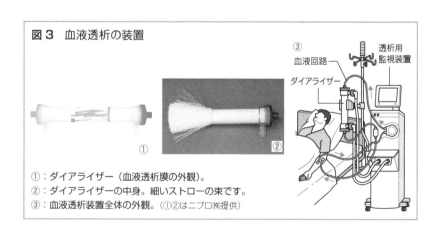

図3　血液透析の装置

①：ダイアライザー（血液透析膜の外観）。
②：ダイアライザーの中身。細いストローの束です。
③：血液透析装置全体の外観。（①②はニプロ㈱提供）

内分泌

物質を介したメッセージ伝達

●細胞間の命令伝達

ヒトの体において、ある細胞が他の細胞に何か命令を伝えたい場合、最も一般的な方法が分泌という方法です。これは、ある物質を分泌することでそのメッセージを細胞外に発信し、相手はそのメッセージ物質をつかまえ解読することで命令を受け取るシステムです。つまり、送り手側はメッセージ物質の分泌を行い、受け手側はその受け取りを行っています。メッセージ伝達はこの「メッセージ物質の分泌と受け取り」で行っていることをまず理解してください。

➡メッセージ物質の分泌と受け取りで、細胞間の命令伝達が行える。

この場合、命令は目的の細胞だけに伝えてなくてはいけません。目的の細胞以外の細胞にはその命令を伝えてはいけないのです。どうやって相手を選別するのでしょうか。そして遠く離れた細胞にはどうやってメッセージを伝えるのでしょうか。まず相手の選別法から考えてみましょう（図1）。

➡細胞間の命令は、目的の細胞以外の細胞には伝えてはいけないはずである。

伝えたい相手がすぐ近くにいれば、分泌されたメッセージ物質は簡単に相手に届きます。分泌されたメッセージ物質の濃度は、自分の周りが最も高く、そして分泌細胞から離れれば離れるほど低下していきます。自分の周りにはたくさんあるけれど、少し離れるとかなり少なくなり、遠く離れるとほとんどゼロになります。つまり相手が自分の隣、もしくはすぐ近くにいる場合には、単純に分泌するだけでいいのです。これで近くの細胞にだけメッセージを伝えることができます。この方法は情報伝達の範囲が自分の組織内だけに限定した場合などによく見られます。この場合のメッセージ物質をサイトカインと呼んでいます。

➡サイトカインは近くの細胞に効果がある。

では伝えたい相手が遠く離れている場合はどうしましょうか。方法は2つです。1つは相手の細胞まで自分の手を伸ばすことです。手が届けば極めて迅速に相手にメッセージを伝えることができます。ただし、目的のすべての細胞に対して完璧に情報ネットワークを張りめぐらさなければなりません。これが神経ですね。さらに神経を介した命令は、手を伸ばしている相手だけに選択的に伝えることができます。つまり目的の細胞は決定してしまっており、ネットワークを組みかえない限り目的の細胞の変更は不可能です。つまり神経の長所は「極めて迅速」に「特定の相手だけ」にメッセージを伝えることです。そして、神経の場合もメッセージ物質が末端から分泌されて、相手にメッセージを伝えています。

　➡神経は極めて迅速に、特定の相手だけにメッセージを伝えることができる。

　遠く離れた相手にメッセージを伝えるもう1つの方法はホルモンです。これは、とにかく全員に命令書を見せて理解できた人にだけに結果的にその命令が伝わる、というやり方です。この場合のメッセージ物質とはホルモンそのものですね。ホルモンは血液中に分泌され、全身に拡がります。つまりホルモンの濃度は全身どの場所でも同じです。

　➡ホルモン濃度は全身どこも同じ。

　体液で薄まってしまうという観点からながめれば、サイトカインはホルモンの一種とみなしてよいでしょう。サイトカインとホルモンと神経は、メッセージ物質を分泌するという点ではまったく同じです。違いは、伝えたい相手が近くにいるのか（サイトカイン）、遠くにいるのか（ホルモン）、それとも特定の相手なのか（神経）、という点です。もう1つ違う点は、メッセージ物質が相手に届くまでの時間です。サイトカインとホルモンは少し時間がかかりますが、神経は瞬時に相手に届きます。

　➡ホルモンと神経は、メッセージ物質を分泌するという点では同じシステムである。

　ホルモンという方法では、どうやってメッセージを伝える相手を選別しているのでしょうか。たとえば、日本語で書かれた命令書は日本人だけが理解可能だし、アラビア語で書かれた命令書はアラブ人だけが理解可能なように、ホルモンのメッセージはそのメッセージを理解可能な細胞だけが理解します。たとえば甲状腺刺激ホルモン（TSH）という名のホルモン

図1　命令伝達の方法

［サイトカイン］

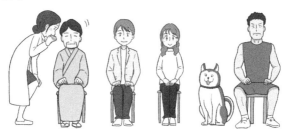

［ホルモン］

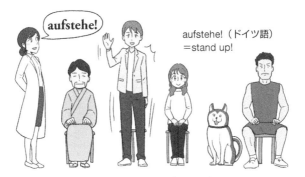

aufstehe!（ドイツ語）
＝stand up!

（惣一郎だけがドイツ語を理解できた）

［神経］

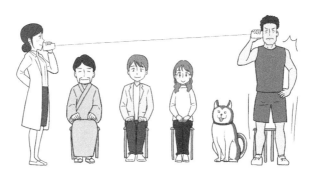

▶サイトカインは近くの細胞に、ホルモンは全身の中でその命令が理解できる細胞だけに、神経は迅速に特定の相手に、メッセージを伝えます。

のメッセージは全身すべての細胞が受け取っていますが、その中で甲状腺の細胞だけが意味を理解可能であり、他の細胞にとってはどんなメッセージなのかまったく理解不能です。

　➡ホルモンはそのメッセージを理解可能な細胞だけに効果が現れる。

●ホルモンと受容体

　細胞がホルモンを受け取る部位を受容体（英語でレセプター）といいます。「部位」というより「装置」といったほうがいいかもしれません。受容体は蛋白質でできており、細胞表面にあることもあれば、細胞内部にあることもあります。受容体にホルモンが結合すると、受容体はその意味を読み取り、細胞中枢部にそのメッセージを伝えます。つまり、ある細胞がそのホルモンのメッセージを理解可能かどうかというのは、その細胞がそのホルモンの受容体を持っているかどうか、ということと同じ意味です。受容体の有無がホルモン効果の有無に通じます。

　➡ホルモンは受容体を介してその効果を現す。

　ホルモンとそのホルモンが結合できる受容体のペアは決まっています。たとえば、甲状腺ホルモンは甲状腺ホルモン受容体と結合し、インスリンはインスリン受容体と結合します。

　➡ホルモンはそのホルモン限定の受容体と結合し効果を現す。

　受容体を介した伝達は何もホルモンに限ったものではありません。先ほどのサイトカインのメッセージも、そのサイトカインの受容体を介して細胞に伝えられますし、神経のメッセージも神経伝達物質の受容体を介して伝えられます。この神経伝達物質の受容体はシナプスの中にあります。シナプスに関しては p.88 で説明します。

　➡神経の情報もサイトカインの情報も、受容体を介して伝えられる。

● α 受容体と β 受容体

　ここからはちょっと高級な話になります。受容体を持っていない細胞は、そのホルモンのメッセージを読めません。受容体を持っている細胞はメッセージを読めますが、どの受容体にも同じ意味を伝えているのでしょうか？　実は違うのです。ホルモンは結合する受容体によって、その意味するところが違ってくるんです。わかりにくいので例をあげて説明しましょう。たとえば、お母さんが息子に「ネエチャントフロニハイリナサイ」

私はこう考えた！

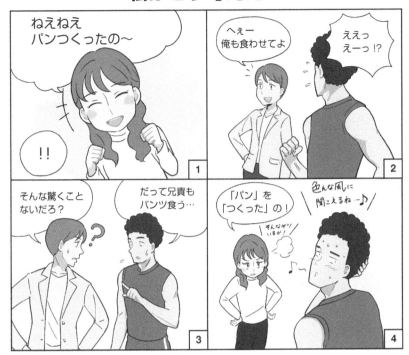

たとえ同じ文章でも、受け取る人により、その意味するところが違ってくる場合があります。
同じホルモンでも結合する受容体によって意味するところが違ってきます。

と命令したとしましょう。みなさんがこの息子だったらこの命令をどう理解しますか？　息子Aは2文字目に区切りを入れて「ねえ、ちゃんと風呂に入りなさい」と理解し、1人で風呂に入りました。しかし息子Bは6文字目に区切りを入れて「姉ちゃんと、風呂に入りなさい」と理解し、お姉さんが入っているお風呂に進入しました。息子Cは帰国子女（？）で日本語が分からず、お風呂に入りませんでした。このように同じ命令でも、その受け取り方により効果が変わってくるのです。受け取り方を規定しているのは受容体です。つまり受容体の種類により、ホルモンの効果というものは変わってくるのです。

　➡ホルモンの効果は受容体の種類により変化する。

　たとえば、アドレナリンという副腎髄質から分泌されるホルモンがあり

ます（交感神経から分泌されるノルアドレナリンもほぼ同じ作用を持って
います）。このアドレナリンは普通は血管を収縮させます。つまり血管の
細胞（正確には血管の平滑筋細胞）のアドレナリンの受容体は、アドレナ
リンを受け取り、そのメッセージを「収縮しなさい」と解読します。その
結果、血管は収縮します。この受容体を α 受容体といいます。ところが
この α 受容体の働きを特殊な薬剤でブロックしてしまうと、アドレナリ
ンは逆に血管を拡張させるようになります。同じアドレナリンがまったく
正反対の作用を示すようになるのです。この理由は、血管には α 受容体
に加え、β 受容体というものも存在するからなのです。β 受容体はアドレ
ナリンのメッセージを「弛緩しなさい」と解読します。その結果、血管は
拡張します。β 受容体は α 受容体と正反対の解読をするのです。

　血管の平滑筋細胞は多数の α 受容体と少数の β 受容体の 2 種類のアド
レナリン受容体を持っており、普段は数の多い α 受容体のメッセージが
勝って、アドレナリンにより血管収縮が生じます。しかし特殊な薬剤で α
受容体の働きをブロックすると、アドレナリンは β 受容体を介して血管
を拡張させるようになるのです。

　➡アドレナリンの受容体には、α 受容体と β 受容体とがあり、正反対の働き
　をしている。

　血管の平滑筋細胞は α 受容体のほうが数が多く、アドレナリンにより
平滑筋の収縮が生じました。ところが肺の気管支にある平滑筋細胞には β
受容体のほうが数が多いのです。ですからアドレナリンを投与すると気管
支の平滑筋細胞は弛緩し、その結果気管支は拡張して呼吸がしやすくなり
ます。この性質を利用して、気管支喘息の発作時（このときは気管支の平
滑筋が収縮している）にアドレナリンを投与すると、気管支の平滑筋を弛
緩させ、気管支を拡張させて、喘息発作を抑えることができます。

　➡アドレナリンは、血管は収縮させ、気管支は拡張させる。

●内分泌

　ホルモンはホルモン分泌専門の細胞で作られ、血液中に分泌されます。
体の中に分泌することを内分泌（ないぶんぴ(つ)）といいます。これに対し、体の外に分泌す
ることを外分泌（がいぶんぴ(つ)）といいます。外分泌物質の代表は汗や消化液です（消化管
の内側は外界と同じです）。いずれも物質を分泌することには変わりない

ので、これらの分泌組織を腺といいます。内分泌腺のおもな構成細胞は、ホルモンを作る細胞（これを腺細胞といいます）と、それを受け取る血管です。これに対し外分泌腺は、外分泌液を作る細胞（これも腺細胞です）と、その液を外界に送り出す管の細胞（導管という）と血管から構成されています。肺も代表的外分泌腺であり（痰のもとを分泌している）、肺胞の細胞が外分泌液を作る細胞に相当し、気管支や気管が管の細胞に相当します。内分泌と外分泌との違いは、分泌先が体内か体外かだけの差です。

　➡ホルモンは内分泌細胞で産生され血中に分泌される。

●ホルモン分泌の調節メカニズム

　ホルモンの分泌量の調節が、これまたホルモンによって行われる場合もあります。たとえば性腺は性ホルモンを分泌しますが、この分泌量は、頭の脳下垂体から分泌される性腺刺激ホルモンというホルモンにより調節を受けています。つまり、会社の組織にたとえてみると、ちょうど性腺が一般の社員だとすると、脳下垂体が部長に相当します。ではこの部長は誰の命令を受けているのでしょうか。それは脳の視床下部という部位で、ここが社長に相当します。脳の視床下部という部位が、脳下垂体のホルモン量を調節するホルモンを分泌しています。このように、他のホルモン分泌量を調節しているホルモンも存在します。

　思春期の二次性徴は脳の成熟が引き金で起こります。思春期になるといきなり性腺が発達するのではなく、まず脳が成熟し、その結果が下垂体を介して性腺に伝えられているのです。

　➡ホルモン分泌量は別のホルモンにより調節されることもある。

　ではこの社長は誰の命令を受けているのでしょうか。それは一般社員なのです。このように下の社員が社長の働きを制御することをフィードバックといいます。性ホルモン量が増えると社長を抑え、性ホルモン量が減ると社長が頑張りだします。別ないい方をすると、社長は一般社員の働きをモニターしており、一般社員の働きが悪いと部長の尻をたたき、一般社員の働きがよいと部長の働きを抑えています。こうして結局は一般社員の働き、すなわち性ホルモンの量は一定に保たれるわけです（図2）。このようなしくみはホルモン系に限らず体内のいたるところで見られ、体の状態を一定に保つための非常に重要なシステムです。これを恒常性（ホメオス

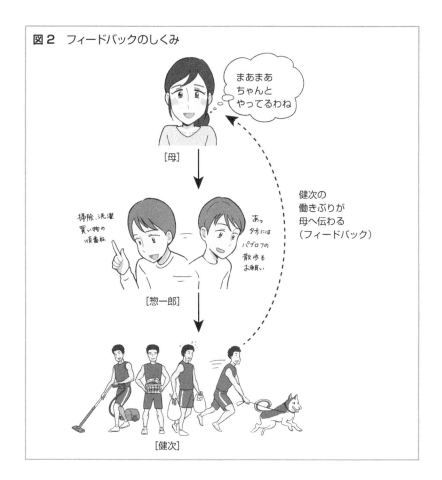

図2 フィードバックのしくみ

［母］

まあまあ
ちゃんと
やってるわね

掃除、洗濯
買い物の
順番ね

あっ
夕方には
パブロフの
散歩も
お願い

［惣一郎］

健次の
働きぶりが
母へ伝わる
（フィードバック）

［健次］

ターシス）の維持といいます。

➡恒常性の維持は、生体が生きていくうえでの非常に重要なシステムである。

　ホメオスターシスの例をいくつかあげてみましょう。たとえばインスリンは、血液中のブドウ糖濃度（血糖値）を下げる働きがあります。インスリンの分泌量は血糖値に比例します。すなわち血糖値が上がるとインスリン分泌が増え、血糖値は下がります。血糖値がもとの濃度に戻ると、インスリン分泌は減少します。こうして血糖値は一定に保たれます。また別な例として、体温と汗とがあります。体温が上がると汗が出て体を冷やします。その結果、体が冷却されて体温が正常まで戻ると、汗は止まります。こうして体温は一定に保たれます。このように生体は、たとえ周囲の状況

が変化してもその変化に応じて自分の状態を常に一定に保っています。

➡生体は周囲の状況が変化しても自分の状態は常に一定に保とうとする。

●ホルモンの種類

　体の中には非常にたくさんのホルモンが存在します。ここにおもなホルモンの一覧表をあげておきます。ホルモンの名前には、同じホルモンでも複数の名前がついているものもあります。たとえば甲状腺ホルモンとサイロキシン（チロキシン）です。これは分泌臓器を冠した名前とそのホルモン固有の名前ですね。おまけに略号で呼ぶことも多く、混乱しやすいので注意してください。

表1　おもなホルモンの一覧

分泌部位	ホルモン名（略号）	おもな作用
脳の視床下部	甲状腺刺激ホルモン放出ホルモン（TRH）	TSH の分泌
	副腎皮質刺激ホルモン放出ホルモン（CRH）	ACTH の分泌
	ゴナドトロピン放出ホルモン（GnRH）	FSH、LH の分泌
脳下垂体後葉	抗利尿ホルモン（ADH）	腎臓での水の再吸収
	オキシトシン	子宮収縮
脳下垂体前葉	成長ホルモン（GH）	骨の成長
	甲状腺刺激ホルモン（TSH）	甲状腺ホルモン分泌
	副腎皮質刺激ホルモン（ACTH）	副腎皮質ホルモン分泌
	卵胞刺激ホルモン（FSH）	卵胞発育
	黄体形成ホルモン（LH）	黄体形成
	プロラクチン	乳汁分泌
甲状腺	甲状腺ホルモン（T_3, T_4）	代謝亢進
上皮小体	副甲状腺ホルモン（PTH）	血中カルシウム濃度上昇
副腎皮質	コルチゾール	炎症抑制、血糖値上昇
	アルドステロン	腎臓でのナトリウム再吸収
副腎髄質	アドレナリン	血圧上昇、心臓刺激、血糖値上昇
膵臓	インスリン	血糖値を下げる
	グルカゴン	血糖値上昇
卵巣	エストロゲン（卵胞ホルモン）	妊娠成立
	プロゲステロン（黄体ホルモン）	妊娠維持
精巣	アンドロゲン	男性化

ニューロンとシナプス

神経はデジタルコンピューター

●神経とホルモン

「13　内分泌（p.79）」で細胞どうしのメッセージの伝達には、ホルモンと神経とがあることに触れました。どちらも基本的方法は同じで、伝達物質を細胞外に分泌して、相手がその分泌物質を受け取ってメッセージを読み取るのです。神経が内分泌システムと違う点は、相手の細胞まで腕を伸ばしてその相手にだけ分泌物質を与えている点です。神経の末端からはメッセージ物質が分泌されます。神経におけるメッセージ物質の受け渡しは、非常に狭い特殊な場所で行われており、この受け渡し場所をシナプスと呼びます（図1）。分泌されたメッセージ物質はシナプスの外にはもれ出にくいしくみになっており、メッセージ物質は相手の細胞にだけ渡されます。神経から分泌されるメッセージ物質を神経伝達物質といいます。分泌された神経伝達物質は分解されたりして、迅速に消失します。

➡神経末端からは神経伝達物質が分泌される。

●ニューロン

神経細胞をニューロンと呼びます。ニューロンは、情報受け渡しのために多くの突起を自分（この自分にあたるものを細胞体といいます）の周りに大きく広げています。情報を受け取る突起を樹状突起、情報を渡す突起を軸索といいます。樹状突起の数は無数ですが、軸索は必ず1本です。樹状突起をどのくらい広げているかというと、運動ニューロンを例にとると、細胞体の大きさを野球ボールくらいの大きさにしてみます。すると樹状突起の広がりはワンルームマンション全体に及びますし、軸索の長さは1km以上にもなります。もちろんニューロンにはさまざまな形や大きさがありますが。なお、樹状突起と軸索を合わせて神経線維ということもあります。

➡ニューロンは、細胞体の周りに多数の樹状突起と、1本の軸索を持つ。

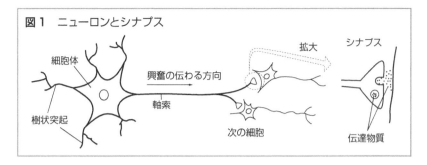

図1 ニューロンとシナプス

細胞体
樹状突起
興奮の伝わる方向
軸索
次の細胞
拡大
シナプス
伝達物質

<MEMO> 線維 と 繊維

どちらも同じ意味ですが、医学系の人たちは「線維」を、理学・農学系の人たちは「繊維」を好んで使用しているようです。本書では「線維」を使用しています。

外からのメッセージ、すなわち刺激を、ニューロンは樹状突起もしくは細胞体で受け止めます。そしてそのメッセージを軸索の末端まで伝えています。メッセージを受け取ったという事実は、ニューロンの電気的変化という形で現れます。この電気的変化を興奮と呼んでいます。細胞の電気的変化はイオンの出入りにより生じます。カリウムが主体の細胞内液（p.4）に、ナトリウムイオンが流入して電気的変化が起こります。このしくみは難しいので、ニューロンは刺激を受けると興奮するということだけ、まずは理解しておけばいいと思います。

➡刺激を受けるとニューロンは興奮する。

●有か無の法則と閾値

ニューロンには興奮と静止の２つの状態しかなく、その中間という状態はありません。興奮は有か無、有るか無いかのどっちかです。０と１しかないデジタルコンピューターに似ていますね。

ニューロンは弱い刺激では興奮しません。刺激をだんだん強めていくと、最初は興奮しませんが、ある程度の強さになって初めて興奮します。そしてそれ以上刺激を強くしても、興奮の程度は同じです。興奮は有か無のどっちか１つでしたよね。半分興奮という状態はありませんし、弱い興奮/強い興奮というのもありません。興奮を起こす/起こさないの境目の強さを閾値（「しきい」とか「しきいち」ともいいます）といいます（図2）。閾値を超える刺激が来て、初めて興奮が起こります。興奮に有か無の２つし

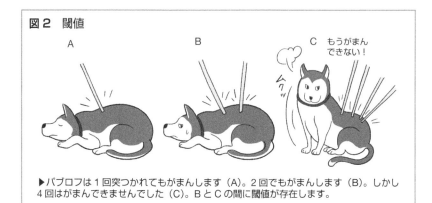

図2　閾値

A

B

C　もうがまん
できない！

ムッ

▶パブロフは1回突つかれてもがまんします（A）。2回でもがまんします（B）。しかし4回はがまんできませんでした（C）。BとCの間に閾値が存在します。

かない、興奮するには閾値が存在するというのは、何も神経だけの話ではありません。興奮性の細胞、たとえば筋肉でもまったく同じです。

➡刺激が閾値を超えるとニューロンは興奮する。

●神経ネットワーク

　ニューロンはニューロンどうしでもお互いに連絡し合い、複雑な情報ネットワークを形成しています。その最たるものが脳（と脊髄）です。脳はニューロンの超巨大な塊ですが、脳以外にもニューロンどうしがネットワークを作っている小さな塊が体のあちこちにあり、神経節と呼ばれています。脳と脊髄を合わせて中枢神経系、そこから出てきている神経を末梢神経系といいます。

➡体の神経系は中枢神経系と末梢神経系とに分けられる。

MEMO　神経伝達物質の放出

　「1回の興奮で1回の神経伝達物質の放出が起こり、その1回の放出だけで次のニューロンが律儀に1回興奮する」という絵にかいたようなシナプスは、実際にはほとんど存在しません。シナプス伝達のしくみの理解としてはその考え方でいいのですが、個々のシナプスでは実際には何回もの（だいたい100回以上でしょう）興奮が来て初めて1回の神経伝達物質の放出が起こります。しかも1か所のシナプスからの神経伝達物質の放出だけでは、次のニューロンの興奮には不十分のことが多く、複数か所のシナプスから神経伝達物質が放出されて、やっと次のニューロンの興奮が生じます。ところで、仮に、あるシナプスでは100回の刺激で神経伝達物質を1回放出するとします。ここでシナプスの構造変化が起きると、10回（あるいは1000回）の刺激で1回放出するようになります。脳の記憶のメカニズム（p.105）は、このようなシナプス変化と関係していると考えられています。

自律神経

無意識に働くアクセルとブレーキ

●交感神経と副交感神経

神経は大きく中枢神経系と末梢神経系に分けられます。中枢神経系とは脳と脊髄のことであり、末梢神経系とは脳・脊髄から出ている神経のことです。

まず末梢神経系の話からいきましょう。末梢神経系には3種類の神経があります。知覚神経、運動神経、自律神経です（図1）。知覚神経は全身から得られた情報を中枢神経に伝えます。中枢神経からの命令を全身に伝えているのが運動神経と自律神経です。骨格筋（p.115）に命令を伝えているのが運動神経で、骨格筋を意識的に収縮させています。

自律神経は臓器を担当しています。その担当で重要なのは、心筋、平滑筋、内分泌腺、外分泌腺です。心筋は心臓の筋肉のことですね。平滑筋は血管にありますが、血管以外にも、消化管（p.24）、気管支（p.47）、膀胱（p.76）、目の虹彩（p.96）、皮膚（p.117）などにも存在します。これらの筋肉の収縮/弛緩の調節を行っています。また、自律神経は、内分泌線と外分泌腺においても分泌の調節を行っています。つまりすべての臓器に対して、自律神経は重要な働きをしています。

➡ 末梢神経には知覚神経、運動神経、自律神経がある。

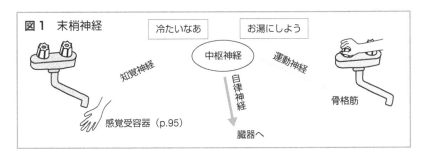

図1　末梢神経

冷たいなあ　　お湯にしよう

中枢神経

知覚神経　　運動神経

自律神経

感覚受容器（p.95）　　臓器へ　　骨格筋

もう１点、自律神経でとても重要なことがあります。それは「意識的には調節できない」ということです。胃を動かしたり、血管を収縮させたり、ホルモンを分泌させたりなんて、自分の意志ではできませんよね。無意識的に自動で調節されているので「自律神経」といいます。

　➡自律神経は意識的には調節できない。

●アクセルとブレーキ

　自律神経はさらに２種類に分けられます。交感神経と副交感神経です。例外はありますが、両者はほぼ正反対の働きをしています。車のアクセルとブレーキと思って結構です。基本的には交感神経は体を活発化し、副交感神経は体を安静化します。別の表現をすると、交感神経はエネルギーを消費し、体を攻撃的な方向に向け、その一方、副交感神経はエネルギーを蓄積し、体を防御的な方向に向けています。交感神経が緊張状態を、副交感神経がリラックスした状態を作ると思ってください。ちょうど古代人が、猟をしているときと、その獲物をねぐらに持ち帰りゆっくり食べているとき、の２つをイメージしてください。

　➡自律神経には交感神経と副交感神経とがあり、その作用は正反対である。

●自律神経の働き

　自律神経の具体的な作用例を見てみましょう（図2）。猟で猛獣を狙うときは命がけです。逆にこちらが殺されるかもしれません。心臓ドキドキ、血圧は上昇し、息はハァハァ、毛は逆立って、汗を噴き出し、瞳孔は開き、のどはカラカラで、食事やトイレどころではない。一方、その動物をねぐらに持ち帰りゆっくり食べているときは、息はゆったり、心臓もゆっくり、血圧は下がり、毛は寝て、汗も出ず、瞳孔は収縮します。唯一消化器だけが元気で、唾液も胃液も分泌十分で消化管もよく動いており、排尿排便もします。つまり消化器以外は交感神経で活発化され、消化器だけは副交感神経で活発化されると理解しておけばいいでしょう。

　➡心臓は交感神経で、消化器は副交感神経で活発化される。

　交感神経緊張状態の様子を見てみましょう。心臓ドキドキとは心拍数が増えること、血圧上昇とは血管平滑筋が収縮し心臓の収縮力も増強するということ、息はハアハアとは気管支が拡張（気管支平滑筋が弛緩）すること、毛は逆立ってとは皮膚の立毛筋が収縮すること、汗を噴き出しとは発

図2　交感神経と副交感神経

交感神経優位の状態
- ・興奮状態
- ・瞳孔は散大
- ・息はハァハァ
- ・心拍数が増加
- ・汗をかく
- ・血圧上昇

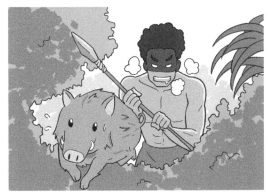

副交感神経優位の状態
- ・リラックス
- ・平和
- ・消化作用促進

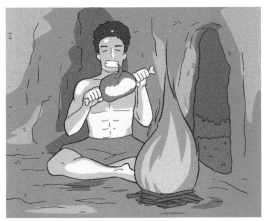

▶大まかにいって、交感神経は消化器以外を活発化し、消化器の活動は抑制します。副交感神経は消化器を活発化し、消化器以外の活動は抑制します。

汗が増えること、瞳孔はわかりますね、のどはカラカラとは唾液分泌が低下することを表しています。以上はいずれも交感神経の作用によるものです。逆に副交感神経が優位の状態では、消化器の働きが良好で、唾液も胃液も腸液も良好に分泌され、胃腸の動きも活発です。腸がよく動くとウンチも出てきます。排便排尿動作も副交感神経の作用です。余談ですが、勃起は副交感神経により生じ、射精は交感神経により生じます。男性諸君、射精の瞬間はドキドキするでしょ。

➡心拍数は交感神経刺激で増加し、副交感神経刺激で減少する。

このように、すべての器官は交感神経と副交感神経の両方の調節を受けています。たとえば交感神経の刺激で心拍数は増加しますが、副交感神経の刺激が減弱しても同じように心拍数が増加します。効果としては両者は同じことです。アクセルをゆるめるのも、ブレーキを踏むのも、スピードを落とすという点では同じ結果を招きます。ただし、アクセルもブレーキもずっと強く踏み続けるのは、体のためにはあまりよろしくないようで、自律神経失調症（→ MEMO）を招く可能性があります。このように、ヒトの体は交感神経と副交感神経とのバランスの上に立っているのです。

➡ヒトの体は交感神経と副交感神経とのバランスの上に立っている。

副交感神経末端からはアセチルコリンという物質が分泌されます。これがメッセージ物質であり、神経伝達物質（p.88）といいます。つまり副交感神経の神経伝達物質は、アセチルコリンです。一方、交感神経の神経伝達物質はノルアドレナリンです。ノルアドレナリンは、副腎髄質から分泌されるアドレナリンというホルモン（p.83）と非常によく似た物質で、作用もほぼ同等です。交感神経緊張状態では、交感神経末端からノルアドレナリンが放出されているのと同時に、副腎髄質からもアドレナリンが分泌されています。

アドレナリンは発見命名者が日本人（高峰譲吉）であるせいか、アメリカではアドレナリンのことをエピネフリンと呼んでいます。私たち日本人はエピネフリンではなくアドレナリンというようにしましょう。ノルエピネフリンではなくノルアドレナリンです。

➡神経伝達物質は交感神経はノルアドレナリン、副交感神経はアセチルコリンである。

MEMO　自律神経失調症

臓器の異常は認められないのに、頭痛、めまい、疲労感、不眠、手足の冷感、発汗異常、動悸、息切れ、胸部圧迫感、便秘、下痢などの症状を示す疾患をいいます。
交感神経と副交感神経のバランス異常を含めた機能失調が原因と考えられています。

感覚のしくみ

自分のウンチはくさくない

●感覚の種類と閾値

神経は大きく中枢神経系と末梢神経系に分けられます（p.91）。そして末梢神経に分類されるものとして、知覚神経がありました。知覚神経は、全身から得られた情報を中枢神経に伝えます。ヒトの体は常に全身の状態を調べており、それらに対し適切に対処しています。全身から得られた情報というのが、感覚のことです。感覚には意識にのぼるものと、のぼらないものとがあります。音とか痛みは自覚できます。血圧や腸のふくらみ具合、血糖値などは直接は自覚できませんが、体は常にこれらをモニターしており適切に対処しています。

➡感覚には自覚できるものと自覚できないものとがある。

感覚は末梢の感覚受容器で感じ取ります。感覚受容器というと、すごそうですが、要するに知覚神経です。その知覚神経の末端が、特定の感覚を感じ取るのに適した構造に変化しています。たとえば目の知覚神経は光を、皮膚の知覚神経は圧力や痛みなどを効率よく感じ取れるようにできています。この光や圧力を刺激といいます。刺激の強さがあるレベルを超えると、感覚受容器は刺激を受けたという信号を中枢神経に送ります。このレベルが閾値（p.89）でしたね。閾値以下の刺激は感覚として成立しません、つまり何も感じず、刺激がないのと同じとみなされます。

➡感覚刺激には閾値が存在する。

閾値は低いほうが鋭敏です。閾値が高くなると鈍感になります。ここは間違いやすいところなので、注意してくださいね。閾値が低いということは、弱い刺激でも感じとれるということです。しかも感覚には順応という反応があり、同じ刺激が続くと閾値が上がったり下がったりします。たとえば突然真っ暗になると、最初は何も見えないのに、そのうちだんだん見

えてきます。これは光に対する閾値が下がったのです。またトイレで自分のウンチがあまりにおわないのは、ウンチのにおいをかぎ続けた結果、ウンチに対する嗅覚の閾値が、そのときだけは上昇したのです。

➡鋭敏な感覚の閾値は低い。

痛覚や触覚は、皮膚のみならず全身の組織で感じ取ることができます。特に痛覚は内臓でも感じ、危険を知らせる信号として発信されます。ですから体のどこかが痛いときは、その原因を調べることが必要で、単にがまんしたり、痛み止めを漫然と使用するのは、せっかくの危険信号を無視する可能性があります。

➡痛覚は危険を知らせる信号である。

子どもがけがをしたとき、母親がやさしく撫でてやると痛みが和らぎます。痛みは大脳で感じ取っていますが、やさしく撫でられることにより脳にエンドルフィンという物質が産生され、その結果痛みが和らぐのではないかと考えられています。モルヒネなどの麻薬類も痛みを抑えますが（p.181）、モルヒネはこのエンドルフィンと同じ受容体（p.82）に作用します。

➡エンドルフィンは痛みをやわらげる。

触覚や痛覚を体性感覚と呼んでいます。これに対し、視覚や聴覚を特殊感覚といいます。感覚を感じ取る大脳皮質の場所は、体性感覚と特殊感覚とでは異なっています。

➡触覚や痛覚を体性感覚という。

●視覚

眼球の構造は昔のカメラと同じで、基本的には絞り、レンズ、フィルムに相当する部分から成り立っています。絞りに相当するのが虹彩で、レンズの働きはレンズ（水晶体ともいう）と角膜が行い、フィルムに相当するのが網膜です（図1A）。網膜には、光を感じ取る知覚神経（視神経）が来ています。虹彩は眼球内に適切な光量を入れています。光量が多すぎると、網膜やレンズが障害を受けます。虹彩の大きさは可視光線の量により決まります。しかし可視光線より、目に見えない紫外線のほうが網膜やレンズへの障害は強大です。そこで、強い光から目を守るには紫外線を含めてカットする必要があります。安物のサングラスには紫外線をカットでき

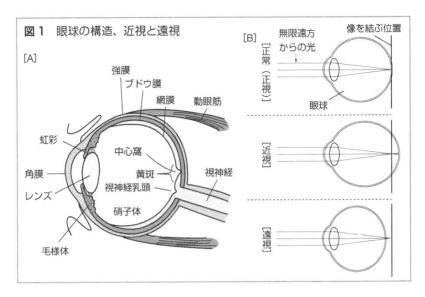

図1　眼球の構造、近視と遠視

[A]

強膜
ブドウ膜
網膜
動眼筋
虹彩
中心窩
角膜
黄斑
視神経
レンズ
視神経乳頭
硝子体
毛様体

[B]
　　　　　無限遠方　　像を結ぶ位置
　　　　　からの光
［正常
（正視）］
　　　　　眼球
［近視］
［遠視］

ないものがあります。このようなサングラスをかけると虹彩が開く分、余計に紫外線を眼球内に導き、かえって障害を強めます。

　➡紫外線をカットできないサングラスは、かえって目を悪くする。

　レンズは網膜上に鮮明な画像を結ぶために、その厚さを変化させます。レンズの厚さの変化により、近いものから遠いものまではっきりと見ることができるのです。これを調節といいます。レンズの厚さを変えているのが、毛様体です。

　はっきり見える最も近い距離を近点、最も遠い距離を遠点といいます。遠点が無限遠にある目を正視、遠点が無限遠より手前にある目を近視、遠点が無限遠より向こうにある目を遠視といいます。近視では無限遠をはっきり見ることができません。遠視では少し近くを見たつもりになって初めて無限遠にピントが合います。近視の補正には凹レンズを、遠視の補正には凸レンズを使用します。

　➡遠視と近視では遠点の位置がずれている。

　近視と遠視における遠点のずれの主な原因は、眼球の大きさです。レンズが原因ではありません。近視眼では、角膜から網膜までの距離が長くなっており、遠視眼では短くなっています（図1B）。つまり、近視眼の眼球は大きく、遠視眼は小さいのです。なぜ眼が大きくなったり小さくなっ

たりするのかは、よくわかっていません。

　➡近視眼の眼球は大きく、遠視眼の眼球は小さい。

　老視（いわゆる老眼）とは加齢によりレンズの弾力性が減り、近点から遠点までの距離が短くなったものです。つまり調節力の減少であり、こちらはレンズが原因です。加齢に伴い近点がだんだん遠点に近づいていくので、近くのものから見えにくくなります。したがって遠視の人ほど早く老視を自覚します。また、乱視とは角膜やレンズがいびつになり、水平方向と垂直方向で調節度が異なってしまったものです。補正には円柱レンズを使用します。

　➡老視とは調節力の減少である。

　検査室で「視力」として一般に検査しているのは2点識別能です。みなさんも経験あるでしょうが、どれだけ小さな輪の切れ目を識別できるかを測定しています。2点識別能とは接近した2つのものを、2つあると認識できる能力のことです。

　➡一般の視力検査では2点識別能を測定している。

MEMO　視力の数値の意味

　視力検査によく使われている切れ目の入った輪っかを、ランドルト環といいます。5 m 離れた位置から識別できる最小のランドルト環の切れ目幅の角度を分（1度の1/60）の逆数で表したものが視力です。つまり視力 1.0 の眼は切れ目幅の角度が1分、視力 0.5 なら角度2分のランドルト環の向きがわかります。大草原に住む人の視力が5.0とか6.0とかいう話を聞くことがあります。しかし網膜上の細胞の大きさから換算すると、そんなに高い2点識別能を出せるはずがないので、私は懐疑的です。ただし実際の視力というものは2点識別能だけで決まるわけではなく、物体の動きやコントラスト等の識別能も関係してきます。そういう意味で「大草原に住む人の視力が、視力 2.0 の普通の日本人よりかなりすぐれている」ことは大いにあり得ると思います。

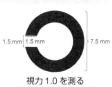

視力 1.0 を測る
ランドルト環（拡大）

　光の感覚受容器は網膜にある2種類の視細胞、すなわち杆体と錐体です。杆体は閾値が低く、わずかな光も感じ取れますが色は識別できません。これに対し錐体は赤緑青の光にそれぞれ反応する3種類の色の視物質を持っています。つまり色が分かるのです。しかしその閾値は杆体よりも高く、

ある程度の光量が必要です。つまり夜は色はわかりません。

　視野の中心にあたる網膜の位置を黄斑部といいますが、ここには錐体細胞がぎっしり詰まっています。文字は視野の中心からずれると、とたんに読めなくなります。つまり、普段はこの黄斑部だけで文字を読んでいるのです。また星を見るときは、視野の中心より少しずらしたほうがよく見えます。黄斑部の横の杆体を使うのです。

　➡網膜では黄斑部が最も重要である。

　魚類や鳥類は網膜に3〜4種類の色の視物質を持っています。カメも持っています。鯉は4種類の色の視物質を持っているので、4原色の色彩を楽しんでいるはずです。ところがイヌなどのほ乳類は色の視物質をほとんど持っていません。そしてほ乳類でも一部のサルとヒトだけが3種類の色の視物質を持つようになりました。その結果、魚類・両生類・は虫類・鳥類は基本的には昼行性、色の視物質をほとんど持たない一般のほ乳類は夜行性、そしてサルとヒトだけがまた昼行性になったのかもしれません。

● **聴覚**

　耳は外耳・中耳・内耳からできています（図2）。外耳と中耳は、音を効率よく内耳に導く音の通り道であり、内耳には音を感じ取る細胞があります。音とは物の振動ですが、空気の振動とは限りません。金属棒やレールに耳をあてて、離れたところを叩くとその音が非常によく聞こえます。また潜水艦は、他の潜水艦の音を鋭敏に聞くことができます。つまり音は気体よりも

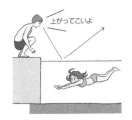

▶惣一郎の声は、水面で反射してしまい、友紀には届いていません。

液体、液体よりも固体のほうがよく伝わるのです。しかし海やプールに潜ってしまうと、岸やプールサイドにいる人の声は聞こえませんよね。これは声という空気の振動は水面で跳ね返ってしまい、水の振動は起こせないからです。さてここで、細胞というものはすべからく細胞外液に囲まれていたことを思い出してください。つまり音の感覚受容器（これも細胞です）は液体の中にあるのです。音という気体の振動をどうやって液体の振動に変換するのでしょうか？　実はそのためのシステムが中耳なのです。

　➡音は気体・液体・固体の振動である。

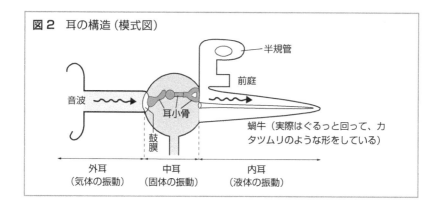

図2　耳の構造（模式図）

半規管

前庭

音波

耳小骨

鼓膜

蝸牛（実際はぐるっと回って、カタツムリのような形をしている）

外耳
（気体の振動）

中耳
（固体の振動）

内耳
（液体の振動）

　外耳と中耳の境目が鼓膜です。鼓膜は、耳の穴の内面の皮膚が中心部に向かって盛り上がったものと考えてください。つまり鼓膜は皮膚の一種であり、血管も神経もあります。鼓膜は破れても自分で再生してそのうちに自然にふさがります。手足の皮膚が、けがを放っておいても自然に治るのと同じです。鼓膜の裏側には小さな骨（耳小骨）がくっついています。

➡鼓膜は皮膚が盛り上がったもので、裏側に骨がくっついている。

　太鼓の構造を考えてみましょう。太鼓では、革の膜（これは固体）が振動することにより空気を振動させ、音を発生させています。逆に音を太鼓にあてると、膜を振動させることができます。耳の鼓膜がまさにこの太鼓の膜に相当します。外耳で空気の振動を効率よく耳の穴に導き、この空気の振動で鼓膜を振動させます。鼓膜の裏側には小さな骨がくっついており、この骨の反対側は水を詰めた円錐形の容器のフタに直結しています。この容器を蝸牛といい、内壁に音の感覚細胞があります。つまり鼓膜の振動は骨の振動となり、骨の振動は蝸牛のフタを振動させ、蝸牛の中の水を振動させます。この水の振動を音の感覚細胞が感知しているわけです。このようにして耳は効率よく空気の振動を液体の振動に変え、音を感知しています。

➡耳は空気の振動を液体の振動に変え、音を感知している。

　蝸牛では、音の高低をどうやって聞き分けているのでしょうか。蝸牛の構造は円錐形です。円錐の底にあたるところに膜があり、音の振動が伝わってきます。そしてこの音の振動はその周波数に従い円錐形のある特定の位

置で共振を起こします。共振の起きた部分の感覚細胞が最も興奮するわけです。つまり蝸牛のどこの細胞が強く興奮するかによって、音の質を聞き分けています。なおこの円錐はまっすぐな円錐ではなく、ぐるっと回ってカタツムリの殻のようになっています。だから蝸牛と呼ばれています。

　➡音は蝸牛で感知している。

●平衡感覚

　内耳では音を感知するばかりではなく、体の向きや動きも感知しています。これを平衡感覚といいます。内耳には蝸牛だけでなく前庭・半規管というものが存在します。前庭は頭の傾き、つまり重力（難しくいうと直線加速度）を感知しています。半規管は頭の回転（難しくいうと角加速度）を感知しています。半規管は3個のたがいに直交する半環状の管からできており、3次元的なすべての方向の回転を感知することができます。半規の管が3本あるから三半規管です。三半器官と誤解しないように。内耳の障害でもふらつき・めまい・吐き気などが起こることがあります。なお、めまいには2種類があり、周りが動いて見えてしまうめまいと、自分の体がふらつくめまいとがあります。

　➡内耳は、体の向きや動きも感知している。

●嗅覚

　嗅覚の受容器は鼻にありますが、正確にいうと、鼻腔（鼻のあなの奥の空間のこと）の最上部の鼻粘膜にあります。鼻粘膜表面は粘液で覆われています。魚類は水のにおいをかいでいます。陸上の動物も空気中のにおいをいったん鼻粘膜の粘液中に溶かし、その粘液のにおいをかぎとっています。静かに息を吸うよりも、クンクンとかぐほうが吸気が鼻腔の上部によく届きます。

　嗅覚の鋭い動物としてイヌが有名ですが、ヒトも千種以上のにおいをかぎ分けることができるようです。ただし嗅覚はきわめて順応が強く、すぐににおいがわからなくなります。嗅覚の中枢は摂食行動・性行動・怒り・快感などの中枢と同じ場所にあります。これは嗅覚が原始的な感覚であることを示しており、動物では非常に重要な感覚のようです。

　➡嗅覚受容器は鼻腔の最上部の鼻粘膜にある。

大脳の働き

思考には、まず言葉ありき

●大脳皮質の働き

脳はいくつかのパーツに分類されます（図1）。ヒトが人間らしくふるまえるのは、ひとえに大脳の一部である大脳皮質のおかげです。ここでは大脳の働きを大脳皮質を中心に見ていきましょう。

まず中枢神経は脳と脊髄とからできていますが、この両者は基本的には同じものです。脳と脊髄は1本の棒と思ってください。

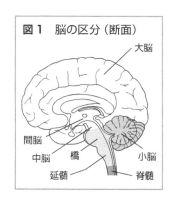

図1　脳の区分（断面）

大脳
間脳
中脳　　橋　　小脳
延髄　　　　　脊髄

ほ乳類はこの棒の先の神経細胞（ニューロン、p.88）の数が多くなり、その結果、先っぽがちょっとだけふくらんでしまいました。ヒトでは、もっと細胞数が多くなり、先っぽがうんとふくらんでしまいました。このふくらんだものが大脳です。当然、このふくらみの中には神経細胞が多数存在しています。しかしその分布は一様ではなく、神経細胞体が多く集まっているところと、神経線維（軸索と樹状突起のこと）の束が走っているところに分けられます。大脳では、神経細胞体は表面に多く存在しています。これを大脳皮質といいます。また、表面ではなく大脳の内部にも、神経細胞体が多く集まっているところが、ところどころにあり、核と呼んでいます。

➡中枢神経の末端にあるニューロンの塊が大脳である。

全身から得られた感覚刺激は、最終的には大脳皮質にある神経細胞体（知覚ニューロン）を興奮させることにより、感覚として成立します。また、体を動かすのは、大脳皮質にある神経細胞体（運動ニューロン）の興奮から始まります。このように大脳皮質は感覚・運動の最高中枢です。

➡大脳皮質は感覚・運動の最高中枢である。

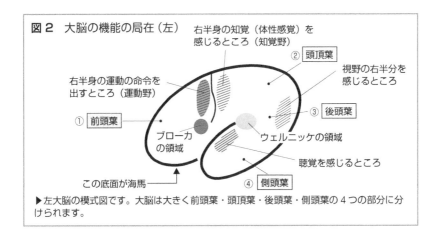

図2　大脳の機能の局在（左）

右半身の知覚（体性感覚）を感じるところ（知覚野）

② 頭頂葉

視野の右半分を感じるところ

右半身の運動の命令を出すところ（運動野）

① 前頭葉

③ 後頭葉

ブローカの領域

ウェルニッケの領域

聴覚を感じるところ

この底面が海馬

④ 側頭葉

▶左大脳の模式図です。大脳は大きく前頭葉・頭頂葉・後頭葉・側頭葉の４つの部分に分けられます。

●大脳皮質における思考過程

　大脳皮質では、運動や感覚の担当場所は決まっています。図２で示すように、大脳皮質は大きく４つに分けられます。大まかにいうと、①運動中枢は前頭葉に、②体性感覚（触覚や痛覚）の中枢は頭頂葉に、③視覚中枢は後頭葉に、そして④聴覚中枢は側頭葉にあります。しかし大脳皮質では、単にこれらの情報の受け取りと発信だけでなく、思考という極めて高度な仕事をしています。おそらく思考とはこれらの情報の統合・解析の複雑な積み重ねなのでしょう。現在の科学力では大脳における思考作業のしくみは、まったくといっていいほどわかっていません。おそらく100年経ってもわからないと私には思えます。

　　➡大脳皮質では思考を行っている。

　思考の基本は言語です。高度な思考作業には言語の存在が必須です。そして思考ができてはじめて、知性が生まれてくるのです。この思考作業能力はすべての生物の中で、ヒトだけがダントツにすぐれています。言葉を聞き分けたり文字を読む能力と、それらの意味を解釈する能力との間には大きな差があり、後者にはかなり高級な情報処理能力が必要です。

　　➡すべての知的機能は言語を基盤としている。

　言語の理解はウェルニッケの領域と呼ばれる部位で行っています（図２）。そして言葉の形成はブローカの領域と呼ばれる部位で行っています。「言語に関する情報の獲得→発信の流れ」を大まかに見てみましょう。聴

覚・視覚・体性感覚として得られた言語情報は、統合されながらウェルニッケの領域に送られ、ここで言語の理解や知性の処理を受けます。その情報はブローカの領域に送られ、言葉として形成され、前頭葉の運動ニューロンを介して唇や手を動かすことにより、言語を外に発信します。

➡️ 言葉の情報は「感覚野→ウェルニッケの領域→ブローカの領域→運動野」と伝えられる。

　この一連の流れのどこに異常があっても、言語情報の獲得や発信がうまくいかなくなります。たとえば後頭葉に異常があると、視覚を認識できなくなります。眼球に異常がなくても目が見えなくなるのです。また、ウェルニッケの領域では認知や解釈のような知的処理を行っているので、ここが障害されると知的処理がうまくいかず、たとえば文字を読めたり聞いた言葉の違いがわかっても、その内容が理解できなかったり思考作業ができなくなり、認知症に近い状態になります。ブローカの領域が障害されると、何を話したいかの決定はできても、それを言葉として表現できなくなります。前頭葉の運動野の障害では、手や唇が物理的に動かせなくなります。

➡️ 思考の中心はウェルニッケの領域にある。

●右脳と左脳

　大脳は一見、左右対称にできています。しかしその機能には左右差があります。思考作業で中心的役割を果たしているウェルニッケの領域、また言葉形成作業で中心的役割を果たしているブローカの領域は、9割以上の人で左側の皮質を主として使っています。つまり左が優位です。ごく一部の人は左と右がほぼ同等で、右側優位の人はほとんどいません。優位側、つまり左側のウェルニッケの領域が障害を受けると言語に関する知的機能の大部分が失われ、論理的な思考ができなくなります。しかしまったくできなくなるのかというと、そうでもなく、一部の機能は右側が補っているようです。右側の機能としては、音楽、非言語性の視覚的パターン認識、空間認知、"身振り言語"、声の抑揚などがあります。左大脳を優位半球、右大脳を劣位半球と呼んでいますが、これは言語や思考能力から見たものであり、芸術能力のように右大脳のほうが優位のものもあります。

➡️ 思考作業では左大脳のほうが優位である。

　左側で言語や思考の処理を行うということは、新生児期にはすでに決

まってしまっているようです。しかしなぜ左側なのかはよくわかっていません。脳卒中では、病巣が右大脳にある場合より左大脳にあるほうが、症状や後遺症は重くなりがちです。言語や思考能力の障害が強くなるばかりでなく、さらに右手の運動麻痺も加わるので、右利きの人には字を書くときのハンディになるからです。

　➡脳卒中では、左大脳に病変があるほうが右大脳にある場合より重症化しやすい。

●記憶のしくみ

　次に記憶のしくみを見てみましょう。記憶システムのもっともらしい考え方に、「1つ何かを覚えるたびに、複数のニューロンによって構成される輪状の神経回路が1つ形成され、興奮がその回路をぐるぐる回り続けるあいだ記憶が持続する」というのがありますが、残念ながらこの記憶システムはまだ証明されていません。

　➡脳における記憶のメカニズムはあまりよくわかっていない。

　下等な生物でも記憶という作業はできます。たとえば海にアメフラシという軟体動物がいます。このアメフラシを突っつくと、びっくりして（？）エラを引っ込めます。この反射は非常に単純な神経回路から成り立っています。最初は突っつくたびに律儀に毎回エラを引っ込めてくれるのですが、何度も突いているうちに、だんだんエラを引っ込めなくなってしまいます。これは突っつかれてもびっくりする必要はないんだ、危険はないんだ、ということを記憶したからです。この記憶は数時間続きます。このとき、反射回路を調べてみると、この記憶が持続している期間に一致して、反射回路内のシナプスの変化が確認されました。このことは、記憶にはシナプスの変化が関与している可能性を示すものです。同様なシナプスの変化は、ほ乳類の脳でも確認されています。

　➡シナプスの変化は記憶と関係あるらしい。

　記憶はその記憶期間により大きく2つに分けられます。

　　・短期記憶：数秒〜数分続く。それを考え続けている間だけ続く記憶。
　　・長期記憶：数分〜一生続く。半永続的な記憶。

　この2つは、脳では異なった方法で記憶されているようです。短期記憶が長期記憶に変換されるためには、記憶の固定という段階が必要です。何

度も何度も短期記憶を頭の中でくり返すことにより、記憶に関与している
シナプスに永続的変化が生じるのでしょう。さらに長期記憶の場合は、保
存されている情報を引き出す作業も必要であり、これがうまくいかないと
「覚えてはいるが、思い出せない状態」に陥ります。

　➡短期記憶と長期記憶とは、異なった方法で記憶されている。

　記憶作業は脳のどこでどうやって行われているのでしょうか？　残念な
がらあまりよくわかっていません。しかし言語性の長期記憶には海馬_{かい ば}
（p.103 図2）という部位が非常に重要な役割を果たしていることがわかっ
ています。海馬が障害されると新しい長期記憶ができなくなります。しか
し海馬の障害があっても、スポーツや単純手作業などの肉体的運動の学習
にはそれほどの困難はありません。おそらく「頭で覚える記憶」と「体で
覚える記憶」とは記憶の種類が異なっているのでしょう。記憶の情報は脳
のどこかに保存されているはずですが、これもよくわかっていません。

　➡言語性の長期記憶には、海馬が重要な役割を果たしている。

●脳死と植物状態

　大脳皮質の神経細胞がすべて障害を受けたらどうなるのでしょうか。大
脳皮質は「思考」を行うところなので、「思考」ができなくなり、その結果、
周囲との意思疎通が完全に不可能になります。このような状態を植物状態
（遷延性意識障害）といいます。これは脳死とはまったく違います。

　脳死の説明をちょっとしましょう。生命維持に不可欠なものに、呼吸と
血液循環があります。これらを統括制御しているのが脳の延髄です。延髄
が障害を受けると呼吸や血圧調節などができなくなり、死に至ります。脳
死ではこの延髄のニューロンは完全に死滅しています（正式な脳死の判定
のためには、これ以外の条件がいくつか必要です）。脳死の場合は人工呼
吸が必須ですが、植物状態では自分で呼吸できることも多いようです。延
髄は大脳と脊髄の間にあります（p.102 図1）。下等動物では延髄より上で
脳を切断しても、しばらくの間なら生きていることができます。

　➡延髄は生命維持のために不可欠な働きをしている。

●精神安定剤

　脳の仕事は、脳のニューロンの働きにより達成されています。つまり、
ニューロンの働きを抑制すれば、「思考」能力などを抑制することができ

覚えたつもりが…

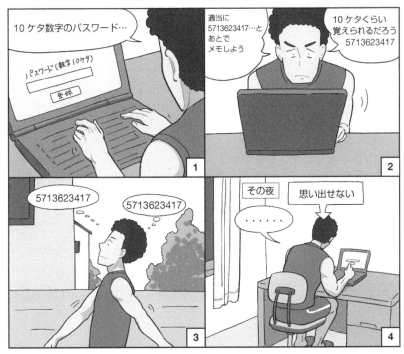

パスワードを覚えるには、短期記憶を長期記憶に固定し、さらにその記憶を引き出す作業が必要です。パスワードを暗記するのも大変ですね。

るわけです。精神安定剤（図3）とは、要するにニューロンの働きを抑制する薬です。ですから精神安定剤を飲むと、少しボーッとした状態になり「考えすぎ」の状態から脱却できるのです。睡眠導入剤（いわゆる睡眠薬）も飲むとボーッとしますね。そうです、精神安定剤と睡眠導入剤とは同類の薬なのです。ついでにいうと、乗り物酔いの薬もこれらと同類の薬であり、頭をボーッとさせることにより乗り物酔いを防いでいます。

➡精神安定剤や睡眠導入剤はニューロンの作用を抑制する。

図3　睡眠導入剤と精神安定剤

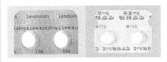

▶睡眠導入剤（レンドルミン® 0.25 mg 錠、左）と精神安定剤（セルシン® 2 mg 錠、右）。両者の大きな違いは、その作用時間の長さである。
（左は日本ベーリンガーインゲルハイム㈱、右は武田テバ薬品㈱提供）

反射

パブロフの犬は条件反射

●反射とは

　ぶつかりそうになったときには、「思わず」目を閉じたり体をのけぞったりしますね。「よし、今から目を閉じよう」とか「危ないから体をずらそう」とか考える前に、すばやく行動を起こしてしまっています。このように、与えられた刺激に対してすぐに起こる自動的かつ定型的な反応を反射といいます。与えられた刺激は求心路（知覚神経）を通って中枢神経（脳と脊髄）に行きます。そして中枢神経内で情報処理を行い、その結果を遠心路を介して末梢組織に伝えます。遠心路とは、運動神経のこともあれば自律神経のこともあります（p.91）。

　➡求心路→中枢神経→遠心路の反応を、反射という。

●膝蓋腱反射

　たとえば膝をたたくとその刺激が知覚神経を介して脊髄へ行き、脊髄内のシナプスを介して運動神経に命令が伝わり膝が伸びます。これを膝蓋腱反射といいます。この反射は脊髄を介した反射で、大脳を介していないので無意識的に起こります。別にたたく場所は膝じゃないといけないということはありません。どこでもいいのです。全身どこでもいいので骨格筋を急に引き伸ばすと、その筋肉は程度の差こそあれ、必ず反射的に収縮を起こします。急に引き伸ばすには腱をたたくのが簡単ですし、膝は反応がわかりやすいので、この膝蓋腱反射が有名になっているだけです。

　➡膝蓋腱反射は代表的な脊髄反射である。

●病気のときの反射

　反射は中枢神経を介しているので、脳や脊髄に異常があると、健常者では見られない反射が出現することがあります。たとえば図1Aのように足の裏を棒などで踵から足の親趾に向かってこすり上げると、健常者では図

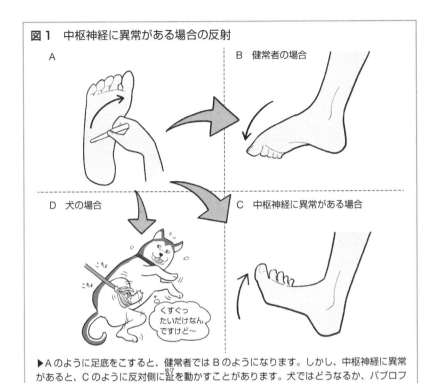

図1 中枢神経に異常がある場合の反射

A

B 健常者の場合

D 犬の場合

こちょ
こちょ

くすぐっ
たいだけなん
ですけど〜

C 中枢神経に異常がある場合

▶Aのように足底をこすると、健常者ではBのようになります。しかし、中枢神経に異常があると、Cのように反対側に趾を動かすことがあります。犬ではどうなるか、パブロフで実際に試してみましたが、嫌がって足全体を引っ込めてしまいました。

1Bのように親趾は足底の方向に屈曲します。自分で試してみてください。ところが、たとえば脳卒中（p.112）などの中枢神経障害があると、図1Cのように親趾を足の甲の方向に動かすことがあります。このとき同時に、5本の趾を開くこともあります。これを足底反射といい、中枢神経の異常で出現する最も有名な反射です。

➡反射は病気の診断に利用される。

　さて、膝を曲げたり伸ばしたりしなさいという命令は、普段は脳からきています。したがって脳が障害を受けると、膝蓋腱反射の強さに影響が出ます。脊髄の障害でも反射の強さは変化しますし、末梢神経や筋肉の障害でもやはり変化します。医師が診察時に膝をたたくのは、脳・脊髄・末梢神経・筋肉の様子を検査しているのです。膝蓋腱反射は一般的には、脳が障害を受けると亢進（膝が強く速く伸びる）しますし、末梢神経や筋肉の

障害では減弱（膝があまり伸びない）します。脊髄の障害では、その障害部位によりケースバイケースです。

　➡膝蓋腱反射は脳の障害で亢進することが多い。

●反射のいろいろ

　遠心路が自律神経の場合もあります。たとえば食物が胃に入ると（刺激）、反射が起こり、自律神経を介して胃腸の動きが活発になりますし、消化液の分泌もさかんになります（これにはホルモンも関与していますが）。大腸の動きも活発になるので、食事をするとウンチをしたくなります。これを胃大腸反射といいます。そういえば赤ちゃんはミルクを飲むとウンチをしますね。赤ちゃんは胃大腸反射が強いようです。食事のたびにトイレに行く人は、赤ちゃんのまま大きくなったのかもしれません。

　➡食事をすると便意をもよおす。これも反射の1つ。

　胃に食物が入ると確かに胃腸の活動は活発になるのですが、無理に食べなくても、食べた気になるだけでも胃腸の活動は活発になります。たとえばごちそうを見ただけでも胃液の分泌はさかんになります。これは、その物体が食料であること、しかもおいしいことを前もって学習しているからです。この学習には大脳皮質の関与が必要です。つまり学習という条件付けをすることにより可能となる反射です。これを条件反射といいます（図

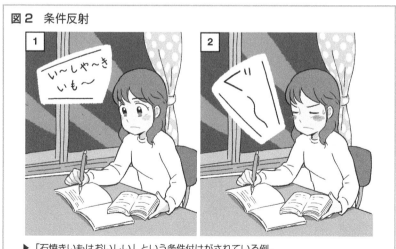

図2　条件反射

1　い〜しや〜き
　いも〜

2　ぐ

▶「石焼きいもはおいしい」という条件付けがされている例。

2)。たとえば、犬に餌を与えるとき毎回ベルの音を聞かせていると、ついにはベルの音を聞いただけで胃液を分泌するようになります。これはパブロフ*が発見した代表的な条件反射です。

> *イワン・ペトロビッチ・パブロフ〔1849 ～ 1936〕。ロシア/ソ連の生理学者。
> 1904 年ノーベル生理学医学賞受賞。

➡条件反射には大脳が関与している。

膝蓋腱反射や胃大腸反射には条件付けは必要ないので、無条件反射といいます。重要な無条件反射をもう1つ知っておきましょう。それは瞳孔の対光反射というものです（図3）。光を目にあてると瞳孔が収縮します。鏡を見ながら自分で試してみてください。片方の目だけに光を当てても両目とも同様に瞳孔が収縮します。これは中枢神経を介した反射なのですが、延髄（p.106）のすぐそばの部位を介しています。この部位は生命維持にきわめて重要な機能が集中している場所です。ですから、もし対光反射が異常の場合は、命にかかわるような重大な障害が脳に生じていることを意味しています。

➡対光反射が異常を示すと命があぶない。

図3　対光反射

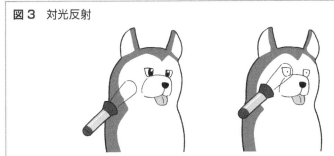

▶片方の目に光を当てると、両目ともに瞳孔が小さくなります。いついかなる場合でも、瞳孔の左右の大きさは常に同じです。

脳卒中と頭痛

脳の血管の欠陥

●脳卒中の種類

よく脳卒中という病名を耳にしますね。実はこの脳卒中とは、突然の脳血管の障害の病気をまとめて呼んだ名前です。「脳血管障害」ともいいます。脳卒中の中には大きく3つの疾患があり、それは脳梗塞・脳出血・くも膜下出血です。脳卒中の後遺症による麻痺のことを、俗に中風（ちゅうぶ、ちゅうふう）とか中気（ちゅうき）といいます。

➡脳卒中とは脳梗塞・脳出血・くも膜下出血のことである。

●脳の血管

脳の動脈は脳表面で枝分かれをくり返しながら、だんだん細くなります。脳表面で動脈がある場所は、くも膜の下です（正確には、くも膜下腔といいます、図1）。そして動脈の枝が脳表面から脳実質内部に潜り込んで行きます。

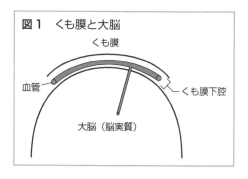

図1　くも膜と大脳

くも膜

血管

くも膜下腔

大脳（脳実質）

この脳の動脈が、脳表面、つまりくも膜下で破れて脳表面に出血した病態が「くも膜下出血」で、脳実質内で破れて脳実質内に出血した病態が「脳出血」です。頻度的には、くも膜下出血よりも脳出血のほうが多いです。

➡脳の動脈が破れて出血したものが、脳出血とくも膜下出血である。

また、この脳の動脈が詰まって血流が途絶えた病態が脳梗塞です。脳の動脈は、木の枝のように分岐をくり返しながらだんだん細くなります（p.60）。枝どうしはお互いにくっつくことはありません。ということは、

どこか1か所、動脈が詰まると、その下流領域にはまったく血液が行かないことになります。つまり、詰まった動脈の下流領域の細胞は死んでしまいます。ニューロン（神経細胞体も樹状突起も軸索も）も、ニューロン以外の一般の細胞も、みんな死んでしまいます。もし脳表面の血管が詰まったら、広範囲の脳梗塞を生じます。当然障害もひどく、症状もかなり重篤になります。

➡脳の動脈が詰まったものが脳梗塞である。

脳実質内の動脈の太さは、太いものから細いものまでさまざまです。非常に細いものも多く、その1本の動脈の支配領域は当然かなり狭くなります。この細い動脈が詰まったら脳梗塞を起こすのですが、あまりにもその範囲が狭いので、症状がはっきりとは現れないことも多いようです。しかし1本だけならいいのですが、2本3本、10本20本とだんだん詰まる動脈が多くなっていくと、小さな脳梗塞があちこちにでき、症状として、ぼけや認知症が現れることもあります。老人性認知症の何割かは、このようにして起こります。

➡小さな脳梗塞では症状が出ないこともある。

脳の動脈は冠動脈と同じように、いったん枝分かれしたら再びくっつくことはない構造になっています。このように脳の動脈の構造は特殊なので、脳は虚血になりやすいのです。この点は非常に重要なので、あえてくり返しました（p.60）。

➡脳は虚血に陥りやすい臓器である。

●**頭痛**

さて頭痛の話です。頭痛は「ずつう」とも「とうつう」ともいいます。頭痛で悩んでいる人は多いですね。痛みは大脳皮質で感じ取りますが、脳そのものには知覚はなく、痛みは感じません。頻度的に見ると、頭痛の発生源は、①筋肉と②血管、が大多数です。①は、頭部や頚部の筋肉の緊張による頭痛です。この場合は頭が痛いとか頭が重いと感じることが多いようです。②は脳の血管が拡張したのが原因で生じる頭痛です。これは片頭痛（「へんずつう」ともいう）といわれるもので中年女性に多く見られます。頭の片側がずきんずきんとかなり激しく痛むことが多く、吐き気を伴うこともあります。発症前にキラキラした光を自覚することもあります。

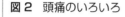

図2 頭痛のいろいろ

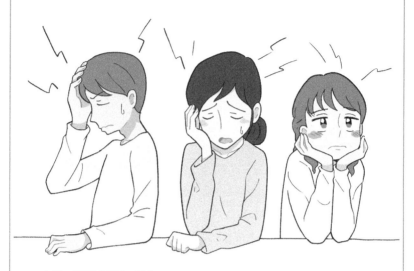

▶惣一郎は筋緊張性の頭痛、お母さんは片頭痛です。友紀は恋の悩みの頭痛？
いずれにしろ、これらの頭痛では死ぬことはありません。

　いずれにしろこれらの頭痛で命を落とすことはありません（図2）。そのせいか、医者にかかっても軽くあしらわれてしまうことも多いようです。最近、これらの頭痛によく効く痛み止めも開発されています。

　➡大部分の頭痛の原因は頭頚部筋肉のこり、もしくは脳の血管の拡張である。

　命にかかわるのは、これ以外の頭痛です。原因としては脳腫瘍、くも膜下出血、髄膜炎などがあります。このような重大な病気で生じる頭痛は「今までに経験したことがないほどひどい頭痛」であることが特徴的です。

　➡今までにないひどい頭痛が発生したら、病院に行く必要がある。

筋肉

マグロの肉は赤く、タイの肉は白い

● 筋肉の種類

筋肉には骨格筋、心筋、平滑筋
があります（表1）。筋肉の収縮
メカニズムはまだ完全に解明され
たわけではありませんし、これら
3者間で微妙に異なっています。
ここでは筋収縮にはカルシウムイ

表1　筋肉の種類

	骨格筋	心筋	平滑筋
横紋	あり	あり	なし
意識	随意筋	不随意筋	不随意筋
制御	運動神経	自律神経	自律神経
動き	きわめて速い	やや速い	ゆっくり
場所	体浅部	心臓	血管・内臓

オンが重要である、ということだけ覚えておきましょう。どう重要なのか、
という点は非常に難しいので今回は触れません。

➡ 筋肉には骨格筋、心筋、平滑筋がある。

● 腕の曲げ伸ばし

骨格筋は骨を動かすために、筋の端が腱となって骨にくっついています。
ただし顔面の表情筋や肛門の括約筋のように、骨以外のものにくっついて
いるものもあります。舌は骨格筋の塊です。

腕を例にとってみます。腕には腕を曲げる筋肉と腕を伸ばす筋肉があり
ます。両者は反対向きの作用です。したがって腕を曲げる場合は、腕を曲
げる筋肉を収縮させることは当たり前ですが、それに加え、腕を伸ばす筋
肉をゆるめる必要があります。このため、どの程度筋肉が収縮しているの
かを常にモニターしています。このように腕を曲げるという一見簡単そう
に見える作業は、ある筋肉を適度に収縮させ、同時に別な筋肉を適度に弛
緩させる、というかなり高度な作業なのです。

➡ 腕には、腕を曲げる筋肉と伸ばす筋肉がある。

骨格筋は筋線維が束になったものです。筋原線維がすべり込むことで、
筋肉が収縮します（図1）。

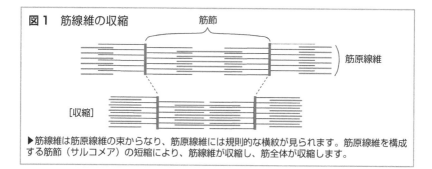

図1　筋線維の収縮

筋節

筋原線維

[収縮]

▶筋線維は筋原線維の束からなり、筋原線維には規則的な横紋が見られます。筋原線維を構成する筋節（サルコメア）の短縮により、筋線維が収縮し、筋全体が収縮します。

●赤色と白色の筋線維

骨格筋線維には赤色の筋線維と白色の筋線維とがあります（図2）。マグロとタイの肉を比べると、マグロが赤くてタイは白いですね。マグロは外洋を休みなく泳いでいます。タイは急に変化する激しい潮流の中で泳がなくてはなりません。赤色の筋線維は持久力が強いですが瞬発力は弱いです。逆に白色の筋線維は持久力は弱いですが瞬発力は強いです。

ヒトの骨格筋は赤色と白色の筋線維とが混じって存在しています。体を支えたり姿勢を保っている筋肉は、休みなく働きつづけねばならないせいか、赤色の線維の割合が多くなっています。

➡骨格筋線維には赤色と白色の筋線維がある。

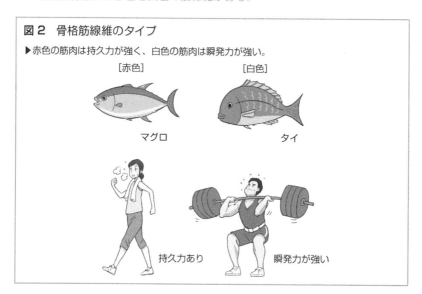

図2　骨格筋線維のタイプ

▶赤色の筋肉は持久力が強く、白色の筋肉は瞬発力が強い。

[赤色]　　　　　　　　　　[白色]

マグロ　　　　　　　　　　タイ

持久力あり　　　　瞬発力が強い

皮膚

ヒト最重の臓器、それは皮膚

●皮膚の構造

皮膚は体全体を覆っており、全身の皮膚の総重量は約4kgです。重さだけからいうと、皮膚は肝臓や脳よりも重く、皮膚を臓器とみなすと最重の臓器（？）といえなくもないですね。皮膚は表面から、表皮、真皮、皮下組織の3つに分けられます（図1A）。このうち表皮が上皮組織です。上皮の意味はp.146で説明します。表皮と上皮は違うものです。両者を混同しないようにしてください。

➡皮膚は表皮、真皮、皮下組織に分けられ、表皮が上皮組織である。

●表皮の構造

表皮は多数の細胞の層から成り立っていますが、真皮との境目の最も深いところの細胞だけが細胞分裂を行い、分裂してできた細胞を徐々に順番に上に押し上げていきます。押し上げられた細胞は、だんだんと平べったくなり、ついには死んでしまい、その死んだ細胞が重なり合って皮膚の最表面を覆っています。この死んだ細胞がはがれ落ちたのが垢です。皮膚にはさらに毛、爪、脂腺、汗腺などが付属してますが、これらはすべて表皮が変形したものです。ですからこれらの付属物も上皮に含まれます。

➡毛、爪、脂腺、汗腺も表皮の一種で、上皮である。

表皮には色素細胞（メラノサイト）という細胞が存在しています。この細胞がメラニンという黒い色素を作り、この色素を周りの細胞に配っています。白人はメラニンの量が少なく、黒人は多く、日本人はその中間です。この色素が少し集まると茶色に見え、もっとたくさん集まるとだんだん黒っぽく見えてきます。また深いところに集まると黒ではなく青っぽく見えます。乳幼児のお尻などに見られる蒙古斑は、真皮にメラニンが集まったものです。白ネズミや白ウサギは、このメラニンを欠いています。いわ

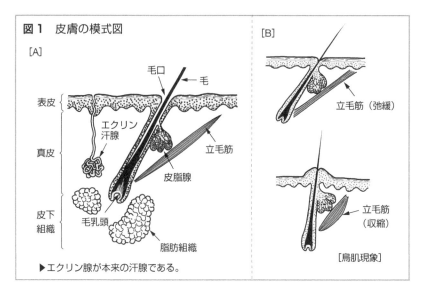

図1　皮膚の模式図

[A]

表皮

真皮

皮下組織

毛口　　毛
エクリン汗腺
立毛筋
皮脂腺
毛乳頭
脂肪組織

▶エクリン腺が本来の汗腺である。

[B]

立毛筋（弛緩）

立毛筋（収縮）

[鳥肌現象]

ゆる白子です。ただし白い動物はすべてが白子というわけではなく、白い色素を持った動物もいます。その違いは目の色です。白子では血管が透けて見えるので赤い目をしています。白い色素を持った動物の目は赤くありません。色素細胞自身が集まったものが、ほくろです。

　➡メラニンの量が皮膚の色を決めている。

●真皮の構造

　真皮は、強い弾力のある細い線維（コラーゲン）が網目状に並んでおり、血管や神経も分布しています。皮膚にハリがあって弾力性に富んでいるのは、この線維のおかげです。この線維は一方向に並んでおり、外科医が手術の最初に皮膚にメスを入れるときは、この線維の向きに合わせて皮膚を切っています。真皮の深い部分には線維が多く、浅い部分には水分が多く含まれています。この部分の水分が多いと、しっとりとしたうるおいのある肌になるし、少ないと、かさかさしたしなびた肌になります。じゃあ外から水分を与えればよいかというと、そうはうまくいかず、外からの水分は真皮までは到達しません。なお、皮下組織とは要するに脂肪組織のことです。注射は皮下にすることもありますが、これはいい方を変えれば脂肪組織内注入ということです。

　➡真皮は線維に富んでおり、血管も多い。

若い子には負けるわ

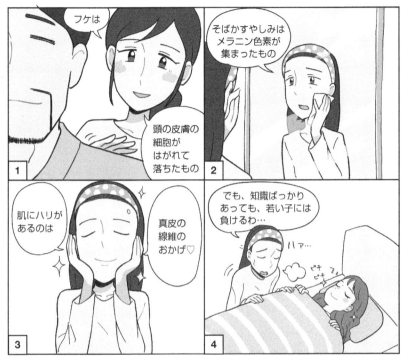

皮膚のしっとり具合は、真皮の水分量に比例します。この水分量は若いときは多いのですが、加齢によりだんだん減少していきます。

●毛と毛根

　毛はその根元が球のようになっており、神経や血管がたくさんあります。この部位はきわめて細胞分裂がさかんなところで、新しい毛を生成しつつ、古い毛を上に押し上げています。つまり毛は先端が伸びるのではなく、根元から押し上げられながら伸びています。毛は皮膚に対してやや斜めに生えており、立毛筋の収縮により、毛を立てることができます。これが鳥肌です（図1B）。動物の毛が逆立つのも同じ原理です。

　毛の成長には毛周期と呼ばれる3つの毛の生え変わりの期間があります（図2）。まず毛根部の細胞分裂がさかんで毛が伸びる成長期、そして細胞分裂が衰える退行期、最後が細胞分裂が止まり毛が抜けてしまう休止期です。これを何回もくり返します。

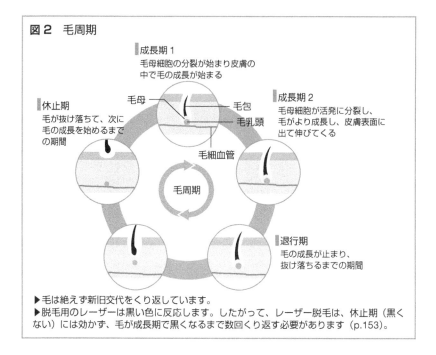

図2　毛周期

成長期1
毛母細胞の分裂が始まり皮膚の
中で毛の成長が始まる

毛母
毛包
毛乳頭

休止期
毛が抜け落ちて、次に
毛の成長を始めるまで
の期間

成長期2
毛母細胞が活発に分裂し、
毛がより成長し、皮膚表面に
出て伸びてくる

毛細血管

毛周期

退行期
毛の成長が止まり、
抜け落ちるまでの期間

▶毛は絶えず新旧交代をくり返しています。
▶脱毛用のレーザーは黒い色に反応します。したがって、レーザー脱毛は、休止期（黒く
ない）には効かず、毛が成長期で黒くなるまで数回くり返す必要があります（p.153）。

　ヒトの頭髪では、それぞれの長さは、成長期約2〜6年、退行期約1か
月、休止期約1〜2か月です。結局6年位で抜けてしまうので、まったく
頭髪を切らなくても髪の長さには限度があります。また毛によって周期が
バラバラなので、頭髪をカットして長さをそろえても、しばらくしたら毛
の長さが不揃いになってしまいます。動物で季節ごとに毛変わりするの
は、すべての毛の周期が同期しているからです。

　➡毛根部は細胞分裂がさかん。

●皮膚表面

　皮膚表面は弱酸性です。皮膚を清潔に保つには、石けんで洗うのが最も
基本的で確実な方法です。ただし石けんはアルカリ性なので、その後、よ
くすすいでおく必要があります。クレンジングクリームを石けんと混同し
ないこと。化粧品には鉱物油が含まれており、この鉱物油成分を取り去る
のがクレンジングクリームです。たとえば自転車を修理したときに付いた
手の油の汚れは、石けんで洗うよりもきれいな機械油で拭くほうがきれい

に落ちます。これと同じ原理で、クレンジングクリームは化粧品に含まれている鉱物油分を取り去るだけなので、残りは石けんで除去する必要があります。クレンジングクリームを一晩つけっぱなしにしておくとカブレますよ。

➡皮膚の清潔を保つには石けんで洗うのが基本。

●皮膚と紫外線

紫外線は体にいいのでしょうか？　確かに紫外線はビタミンDを作ってくれますが、皮膚を黒くし、さらには細胞の老化や細胞障害、さらには皮膚がんを引き起こすと考えられています。これもフリーラジカル（p.157）が関与しているようです。紫外線も波長（p.184）によりいくつかの種類に分けられますが、波長の長いもの、つまり可視光に近い紫外線よりも、波長の短いもののほうが細胞障害性が強くなります。幸運なことに太陽から来た波長の短い紫外線は、大気中のオゾン層で吸収されてしまい、ほとんど地面には届きません。日本では日光不足でビタミンD欠乏症になることは、まずありません。ですから直射日光にはあまりあたらないほうがいいようです。

➡紫外線を浴びすぎると、皮膚がんになる可能性が上昇する。

●熱傷（やけど）

では話題を変えて、熱傷についてお話しします。熱傷はその程度により治癒の過程が違います。表皮だけがやられた軽い熱傷（赤くなっただけ）なら、放っておいても、だいたいそのまま元通りに治ります。真皮までやられた中等度の熱傷では、その部位に水ぶくれを生じます。でも毛根部や汗腺は生きているので、そこの細胞が分裂してほぼ元通りに治ります。皮下組織までやられた高度の熱傷では毛根部の細胞も死滅しているので、結局周辺の細胞が横に分裂してきてくれないと表皮の修復ができません。治っても汗腺も毛もない、ツルツルの皮膚になってしまいます。

➡やけどをしても、毛根部が生き残っていれば元通りに治癒する。

子どもで多い熱傷は、インスタントラーメンや電気ポットの熱湯です。これらの熱傷からは、大人が子どもを守ってあげる必要があります。

焼身自殺や火災などでは、皮膚だけでなく肺の中まで熱傷を負っており、非常に重症化します。もっともビル火災の場合には、熱傷よりも先に、煙

に含まれる一酸化炭素により死亡してしまうことが多いようですが。

　➡火災では、皮膚だけでなく肺も熱傷を負う。

　重度の熱傷では熱傷の面積、つまり全身の何割の皮膚が熱傷を負っているのかが、治療上重要なポイントとなります。熱傷面積の簡単な概算法をお教えしましょう。まず全身を11か所に分けます。頭が1か所、胸・腹・背中の上・下で胴体が計4か所、左右の上肢が1つずつで計2か所、大腿・下腿の左右で下肢が計4か所の全部で11か所です。これら11か所の面積はすべてほぼ同じです。ですから100 ÷ 11 ≒ 9で、これらがそれぞれ全身の9%ずつを占めることにするのです。9%×11か所で計99%、これに陰部を1%として合計100%になります。概算するにはこれで十分です（図3）。皮膚が熱傷を負うということは皮膚のバリアがなくなるということなので、そこから細胞外液（p.3）が体外に漏れることになります。熱傷面積が2割を超えると熱傷部位から漏れ出る水分量が非常に多くなり、救命のためには大量の輸液（p.64）が必要になります。

　➡熱傷面積の算出には概算法がある。

　軽度の熱傷では、熱傷部位をまず早急に冷やしてください。とにかくすぐにそこを、冷やして冷やして冷やしましょう。これが基本です。そして患部を清潔に保って病院へ直行しましょう。アロエや変な油などは塗ってはいけません。感染を起こしやすくなるし、今後の治療のじゃまになります。熱傷部位に感染が重なると、治療がややこしくなります。

　➡初期熱傷治療の基本は、すぐに冷やして清潔を保つこと。

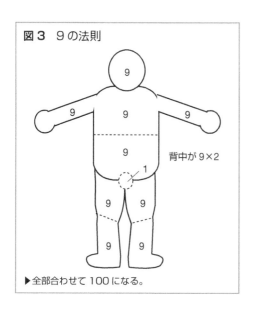

図3　9の法則

背中が9×2

▶全部合わせて100になる。

体温調節

体温維持には暖房と冷房をフル回転

●体温を一定に保つ恒温動物

　脊椎動物*には環境温（周りの温度）により体温が変動する変温動物と、環境温が変動しても体温は変動しない恒温動物とがいます。魚類は変温動物なのですが、魚が生息する水というものは基本的には温度はそれほど変化しません。つまり魚類には体温維持システムなど不要なのです。一方、両生類（カエルなど）と、は虫類（ヘビなど）は、温度が変動する環境に棲んでおり、環境温の変動に伴い体温も上がったり下がったりします。

　さて、恒温と変温、生物にとってはどちらのほうが都合がよかったのでしょうか？　生物の基本単位である細胞の働きは、温度によって大きく影響を受けます。高度で正確な細胞機能を営むためには、温度は一定のほうが有利です。そこで、鳥類とほ乳類は体温を一定に保つ能力を身につけました。

　➡高度で正確な細胞機能を営むためには、体温が一定であることが必要。

　＊脊椎動物：魚類、両生類、は虫類、鳥類、ほ乳類のこと。

　ヒトは酸素と食物を摂取して生きていますが、これは食物からエネルギーを取り出すためです（p.24）。そして、その食物中のエネルギーは熱になります。エネルギーはどう使われようと（たとえば、細胞活動に使われたにしろ、筋肉の運動に使われたにしろ）、最終的には必ず熱になります。恒温動物は体温を一定に保つシステムを持っていますが、そのシステムとは一言でいうと、冷却システムです。つまりたくさん食べて大量に熱を発生させ、それにより生じた過剰な熱は体外に捨てて、つまり体を冷却して、その結果体温を一定に保っています。暖房と冷房の両者を同時に働かせているのです。すなわち、うんと強力に温めて、同時に冷却もして、最終的に温度を一定に保っています。この方式は一定温度維持にはすぐれた方法

ですが、大きな欠点があります。それはエネルギー効率が悪いということです。つまりほ乳類は、体温を一定に維持するために、は虫類に比べ大量の食料を必要とします。

➡ほ乳類は体を温めかつ同時に冷やすことにより、体温を一定に保っている。

MEMO ほ乳類のエサの量と、は虫類のエサの量

ほ乳類は暖房と冷房を同時に働かせているので、エネルギー的にはかなりもったいないことをしています。は虫類に比べ、ほ乳類は大量のエサを必要とします。ブタ（ほ乳類）とヘビ（は虫類）を家畜として比較すると、ブタにエサを食べさせて得られる豚肉量よりも、ヘビに同じ量のエサを食べさせて得られるヘビ肉量のほうが多くなります。もっとも、動物に食べさせるエサがあれば、それを人間が直接食べるほうがずっとずっと効率的ですが。変温動物の長所はエサが少なくてすむことです。

●熱の産生と放散

熱は全身の細胞から生じていますが、ヒトの場合は骨格筋（p.115）が最大の熱産生の組織です。運動すると骨格筋から大量の熱が発生します。寒いときはふるえますが、ふるえというのも骨格筋の収縮であり、骨格筋に熱を作らせる手段です。

➡骨格筋は最大の熱産生器官。

図1 ネズミの熱の放散

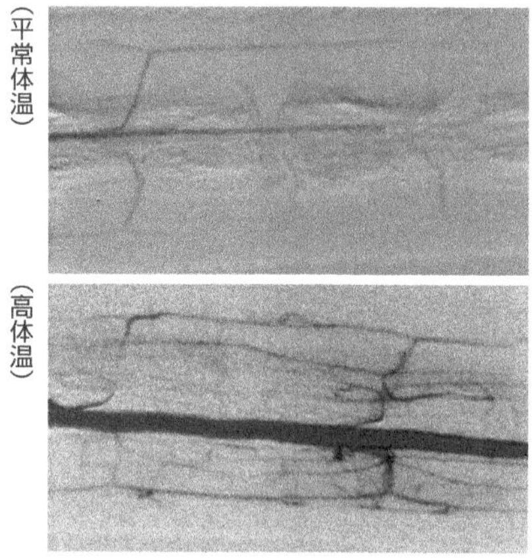

（平常体温）

（高体温）

▶ネズミの尾の動脈造影像（p.186）を示す。体温が上がると尾の血管が拡張し、血流が増加している様子が観察できる。（自験例）

体の中に発生した熱は、体外に放散させます。イヌはハアハアと肺から熱を捨てます。ヒトの場合は皮膚からの放散です。皮膚の血流が増大し、汗をかきます。汗はその蒸発により、きわめて効率よく体を冷やすことができます。血液は体深部の熱を皮膚へ運んでいるのですね。

発汗システムはあらゆる動物の中で、ヒトが最もよく発達しています。本来の汗（エクリン汗腺からの分泌物のこ

と、p.118）をかくのは、ヒトと一部のサルだけです。他の動物は汗はかけません。暑いときには汗の代わりにゾウやカバは水浴びをします。また、ネズミは唾液を、ブタは糞尿を体中に塗りつけて汗がわりにし、体を冷やしています。余談ですが、ウサギの耳や、ネズミのしっぽは重要な熱放散の器官です（図1）。なお、ウマも汗をかきますが、これはエクリン汗腺ではなくアポクリン汗腺（人では腋<ruby>腋<rt>わき</rt></ruby>の下などにある）からの分泌液です。

➡体温は熱の産生量と放散量とによって決まる。

●熱中症

暑熱による重篤な障害のことを熱中症といいます。真夏の炎天下でのスポーツや屋外作業などでよくみられます。まず高温環境下での筋肉運動で体温が上がり、発汗が生じます。このとき放熱が追いつかず体温が40℃以上になると、高体温による意識障害をきたすことがあります。発汗による脱水症状（p.6）が前面にくると、脳血流の低下により、めまい・頭痛・吐き気などを生じ、重症ではやはり意識障害をきたします。治療は体の冷却と水分塩分の補給です。

➡炎天下でスポーツをやりすぎると、高体温になることがある。

●体温中枢と体温変動

体温は脳の体温中枢が決定しています。体温中枢は皮膚温や環境温度などの情報を受け取り、そして「体温を36.5℃にせよ」とか「体温を39.0℃に上げよ」といった体温設定の命令（セットポイント）を出しています。その命令により、皮膚の血流が変化したり、汗が出たり、ふるえが起きたりします（図2、図3）。

➡体温は脳が決定している。

平常の体温は個人により大きな差があります。37℃が平熱の人もいれば、37℃は発熱状態の人もいます。また、体温はさまざまな要因で変化します。年齢によっても変化し、老人では低く、小児では高く、新生児はもっと高いのが普通です。体温は甲状腺ホルモン（サイロキシン）でも上昇します。体温を変化させるホルモンは甲状腺ホルモン以外にもたくさんあります。体温は時間でも変動し、朝に低く、夕方高くなります。また女性では、体温は性周期にともなっても変動し、排卵前は低く排卵後に上昇します（p.133）。また早朝覚醒時の口腔温を基礎体温といい、卵巣機能の重要な

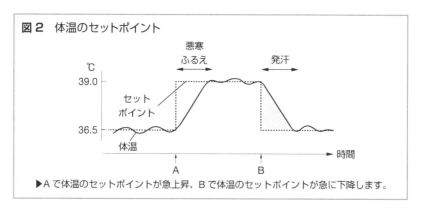

図2　体温のセットポイント

▶Aで体温のセットポイントが急上昇、Bで体温のセットポイントが急に下降します。

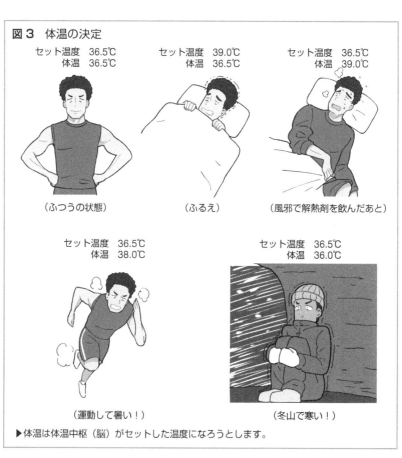

図3　体温の決定

セット温度　36.5℃
体温　　　　36.5℃

（ふつうの状態）

セット温度　39.0℃
体温　　　　36.5℃

（ふるえ）

セット温度　36.5℃
体温　　　　39.0℃

（風邪で解熱剤を飲んだあと）

セット温度　36.5℃
体温　　　　38.0℃

（運動して暑い！）

セット温度　36.5℃
体温　　　　36.0℃

（冬山で寒い！）

▶体温は体温中枢（脳）がセットした温度になろうとします。

検査項目であり、避妊の参考にもなります。また、感染や腫瘍などでも上昇します。これらの体温上昇は、いずれもホルモンなどが脳の体温中枢に作用したのが原因です。風邪をひいたときなどに飲む解熱薬は、脳の体温中枢に作用して体温を下げています。

　➡体温は個人差が大きく、さらに常に変動している。

　体温測定は日本では習慣的に腋窩つまり腋の下で測ることが多いようですね。腋窩は環境温の影響をあまり受けないからです。しかし腋を閉めても腋窩の温度が真の体温に近づくまでに10分くらいかかるので、結局腋窩での正確な測定には10分ぐらい必要です。欧米では口腔で測定することが多いようです。体温をモニターしたいときや赤ちゃんなどでは、直腸温を測定することもあります。

　皮膚には血液が流れており、皮膚温は深部体温をある程度は反映します。「発熱性の病気の有無」の簡易判定に、額や腕の皮膚温が用いられることも多いようですが、これらはあくまで簡易的なものであることは承知しておいてください。

　➡皮膚温は環境温の影響を受けやすい。

生殖

生物の使命は子孫を残すこと

●目的は生殖

　いったい生物は何のためにこの世に生まれてきたのでしょうか？　それは次の子孫を作るためなんです。神様があなたをこの世に送り出した理由は、あなたの子どもを作らせるためなのです。つまり子作りという作業は、生物学的には最大かつ唯一の目的です。よかったね（？）。

　➡生物がこの世に生まれてきた目的は、次の子孫を作るためである。

●生殖細胞

　単細胞生物では単純に２つに分裂すれば子作り完了です。この場合は親とまったく同じものが２匹できます。これを無性生殖といいます。多細胞生物では２匹の生物が協力しあって、親とは少し違いのある新しい次の生物を作っています。これを有性生殖といいます。ヒトに代表される多細胞生物はたくさんの種類の細胞を持っているように感じますが、実は分類のしかたによっては２種類の細胞だけしか持っていないともいえます。それは生殖細胞と、生殖細胞ではない細胞です。

　➡ヒトは、生殖細胞と生殖細胞以外の細胞の２種類の細胞だけから成り立っている。

　ヒトの場合は生殖細胞ではない細胞のほうが、数は圧倒的に多いのですが、それらはすべてオマケ。実は生殖細

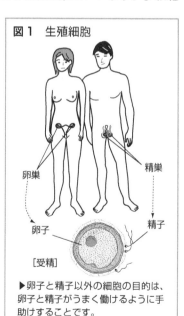

図1　生殖細胞

卵巣

精巣

卵子

精子

［受精］

▶卵子と精子以外の細胞の目的は、卵子と精子がうまく働けるように手助けすることです。

がうまく働けるように手助けをしているにすぎません。神様の命令を実行するには、生殖細胞だけが重要なのです。生殖細胞とは、突き詰めれば卵子と精子のことです（図1）。

　➡ヒトの生殖細胞は卵子と精子。

●雄（オス）の場合

　ヒトの精子は、毎日億単位で産生されてます。つまり毎日でも子作りが可能です。生物学的には、自分の子孫を残すために、あちこちに精子をばらまくのが雄としての正しい生き方です。とにかく数だけはあるんだから、チャンスさえあれば相手かまわず（？）あっちの雌（メス）に自分の精子を、こっちの雌にも自分の精子を送り込もうとするようにプログラミングされています。この場合、選りすぐりの精子を使って、いい子孫を作るという意識はあまりないようです。それよりも、とにかく数で勝負で、自分の子孫を1人でも多く作ることに努力を集中させます。要するに雄にとっては、雌でありさえすれば相手は誰でもいいわけですな。このように人間の男があっちこっちで相手かまわず子作りをしたがる（？）のは、生物学的に雄はそのようになっているからです。

　➡子孫を作るために、雄は相手かまわず精子をばらまく。

●雌（メス）の場合

　これに対し卵子はそうはいきません。ヒトの場合、一生のうち排卵される卵子数はいくつくらいでしょうか？　初潮から閉経まで35年間、毎月1個の排卵だとすると、一生に約400個しかありません。受精後の妊娠期間等を考えると、400個の卵子のうちで実際に精子とめぐり会える卵子数はせいぜい20個でしょう。つまり女性は一生での妊娠回数はまあ20回、つまり作れる子孫は20人が限度です（現在の日本では子どもの数は平均2人を割ってしまいましたが）。つまり雌には作れる子孫の数が限られているのです。そうなると、うかうかできません。質で勝負しなければなりません。あっちの雄たちや、こっちの雄どもの中から慎重に慎重に相手を選び抜いて、最もすぐれた子孫を作ってくれそうな精子を選択することになります。このように、雌は雄に対し、精子を引き受けてあげるようなそぶりを見せて、たくさんの雄を引きつけ、しかしいざとなると、なかなか実際には精子を引き受けないのが、生物学的な正しい雌のあり方です。簡

バラまきゃいいってもんじゃ…

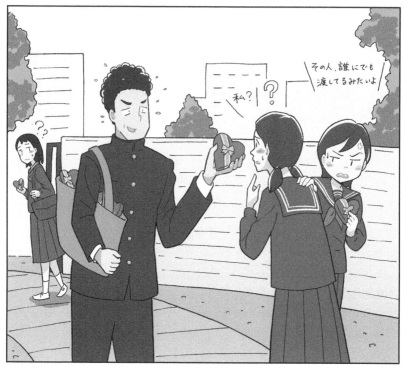

ヒトの精子は毎日億単位で生産されています。そのため、出し惜しみをする必要はありません。数で勝負で子孫を残そうとします。健次の場合、プレゼントを撒き散らしていますが、あまり効果はなさそうです。

単に子作り行為に発展させるのは、生物学的に正しくありません。女は男を選んで選んで選び抜かなくっちゃ。

　➡雌は、いい子孫を作るために、精子を選んで選んで選び抜く。

　かように雄雌の行動様式に差があるため、世の中うまくいかないというか、面白いというか……

月経と妊娠

何もしなくても妊娠 4 週

●卵胞と黄体

まずは女性の生殖器である卵巣のしくみを簡単に説明します（図1）。卵巣には当然卵細胞があります。卵細胞が成熟してくると周りにたくさん細胞を従えます。この卵細胞の周りの細胞集団を卵胞といいます。やがて排卵が起こり、卵細胞が抜けた卵胞は黄体というものに形を変えます。

➡卵細胞の周りに卵胞があり、排卵後は卵胞は黄体に変化する。

●エストロゲンとプロゲステロン（卵胞ホルモンと黄体ホルモン）

女性ホルモンを2つ覚えましょう。エストロゲンとプロゲステロンです（図2）。エストロゲンは卵胞から分泌されるので卵胞ホルモン、プロゲステロンは黄体から分泌されるので黄体ホルモンともいいます。この2つのホルモンの作用は、エストロゲンは妊娠を成立させるように働き、プロゲステロンは妊娠を維持しようと働きます。

➡エストロゲンは妊娠成立、プロゲステロンは妊娠維持に働く。

エストロゲンの作用は妊娠成立でしたね。妊娠成立のためにはまず体の

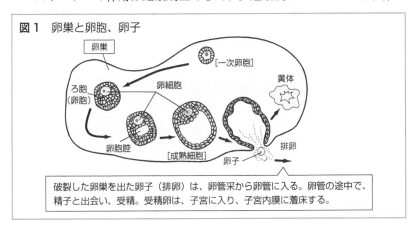

図1　卵巣と卵胞、卵子

卵巣
[一次卵胞]
黄体
ろ胞（卵胞）
卵細胞
卵胞腔
[成熟細胞]
卵子
排卵

破裂した卵巣を出た卵子（排卵）は、卵管采から卵管に入る。卵管の途中で、精子と出会い、受精。受精卵は、子宮に入り、子宮内膜に着床する。

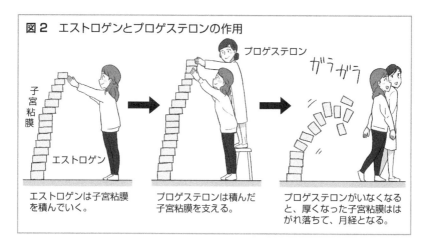

図2　エストロゲンとプロゲステロンの作用

子宮粘膜

エストロゲン

プロゲステロン

ガラガラ

エストロゲンは子宮粘膜を積んでいく。

プロゲステロンは積んだ子宮粘膜を支える。

プロゲステロンがいなくなると、厚くなった子宮粘膜ははがれ落ちて、月経となる。

成熟が必要です。そう、二次性徴（女の子の胸が大きくなったり、月経が始まる）の原因はこのエストロゲンです。思春期になると、まず脳が成熟します（p.85）。この熟し始めた脳が卵巣に命令を出してエストロゲンの分泌を開始させることにより、二次性徴が始まります。思春期ではまず脳が成熟し、その結果卵巣が熟していくのです。

　二次性徴後の成熟した女性に目を転じましょう。エストロゲンは卵巣に対しても、子宮に対しても、妊娠が成立するように作用します。エストロゲンは、卵巣内の卵胞の発育を促し、その結果卵胞は排卵に向けて変化していきます。子宮に対しても、妊娠が成立するように、子宮内膜を厚くします。

　➡エストロゲンは卵胞を発育させ、子宮内膜を厚くする。

　一方、プロゲステロンの作用は妊娠維持でしたね。妊娠「維持」の前には、まず妊娠「成立」のきっかけがあるはずです。その最初のきっかけは排卵です。「維持」したくても、排卵前は妊娠は成立していないので「維持」しようがないですよね。つまりプロゲステロン分泌は排卵後に急増します。エストロゲンで厚くなった子宮内膜を妊娠維持のために、さらに変化させ、受精卵がうまく子宮内膜に落ち着きやすいようにします。受精卵が子宮内膜に落ち着くことを着床といいます。

　➡プロゲステロンは排卵後に多く分泌される。

　卵巣と子宮は、卵子の受精に対して準備をします。普通は不発（？）

に終わることのほうが多いので、その後も再度受精に対し準備します。これを性周期といいます。エストロゲンとプロゲステロンの分泌パターンを単純にいい切ると、排卵まではエストロゲンが分泌され、排卵後はエストロゲンとプロゲステロンとの両者が分泌されます。別のいい方をすると、卵胞はエストロゲンを分泌し、排卵が行

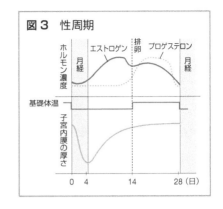

図3　性周期

われて卵胞が黄体に変化した後は、黄体がエストロゲンとプロゲステロンとの両者を分泌します（図3）。

➡性周期の前半はエストロゲンが分泌され、後半はエストロゲンとプロゲステロンとの両者が分泌される。

●性周期

　排卵の時期までは、卵胞は成熟し子宮内膜は厚くなっていましたね。排卵後、卵胞は黄体となりプロゲステロンをも分泌します。このプロゲステロンが厚くなった子宮内膜を支えています。ところが黄体は2週間しか持続できないのです。

　排卵後2週間たつと黄体は萎縮し、プロゲステロンの分泌量が低下してしまいます。その結果、厚くなった子宮内膜は維持できず、剥げ落ちてきます。この剥げ落ちてくる内膜が月経血です（図3）。理解していただきたいポイントは、黄体は2週間しか持続できないので、排卵2週間後に月経が始まる、ということです。

➡月経は排卵2週間後に始まる。

　月経不順は性周期のどこがずれるのでしょうか？　「正常の黄体は2週間持続する」ことを思い出してください。排卵から次の月経開始までの期間は、通常2週間きっかりです。すなわち、月経不順で多いパターンは性周期の前半がずれるから、つまり最終月経開始から排卵までの期間がずれるからなのです。したがって排卵がいつ起こるかによって、次の月経開始日が決まります。以上は排卵があり黄体機能が正常の場合です。排卵がな

い場合も月経不順になりますが、この場合のメカニズムはかなりややこしくなるので、今回は省略します。

➡排卵がある場合の月経不順は、排卵の時期がずれるせいである。

　生理痛って苦しいですね（男にはわかりませんが）。生理痛の発生原因の１つは、子宮内膜の動脈の収縮と考えられています。子宮内膜が剥げ落ちるときに、同時に内膜にある血管も収縮します。この血管から発生する痛みと考えられています。また子宮内膜が子宮の内面以外の場所に増殖した場合（たとえば子宮の外側）、月経に同期した痛みが生じます。これを子宮内膜症といい、不妊などの原因となることもあります。

➡子宮内膜が、子宮内面以外の場所で増殖した病気を、子宮内膜症という。

●受精した場合のホルモン分泌（妊娠が尿検査でわかるわけ）

　卵子がうまく精子とめぐり会えた場合、受精卵は子宮内で子宮内膜にくっつき（着床）、その部に胎盤を作り始めます。できたての胎盤は黄体形成ホルモン（LH, p.87）と同じような作用を持つホルモンを分泌します。そのホルモンの作用を受けて、黄体はプロゲステロンを分泌し続け、妊娠が維持されます。

➡妊娠中期以降は必要なホルモンは胎盤が分泌する。

　このように、胎盤からも黄体形成ホルモンと同じような作用を持つホルモンが分泌されますが、そのホルモンは尿中にも出てきます。ですから妊娠の有無は、この胎盤から分泌されたホルモンが尿中にあるかどうかで判定できます。尿中にこのホルモンがあれば妊娠、なければ妊娠ではない、というわけです。高感度の検査方法では微量のホルモンを検出でき、妊娠４〜５週頃から反応が陽性に出ます。

➡妊娠反応は、胎盤由来のホルモンの尿中での有無を調べている。

●妊娠週数の数え方

　妊娠期間を数えるときは、最終月経の開始日から満の週数で数えます。妊娠○週、という表現です。昔は妊娠○か月（満ではなく数えの月数です）といういい方をしていましたが、現在は週数を使用します。普通は最終月経の開始日から14日目に排卵が起こり、受精しなければ28日目に次の月経が生じます。次の月経開始の直前の日は、28日たっているので、妊娠４週ということになります。ここまでのカウントには受精の有無は関係あり

先生は名医

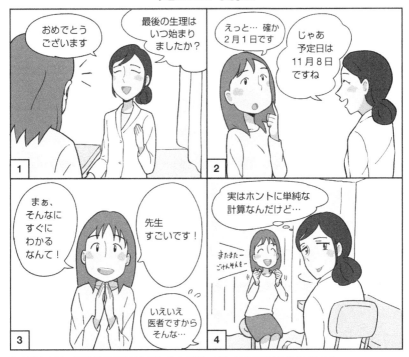

1
おめでとうございます

最後の生理はいつ始まりましたか？

2
えっと… 確か2月1日です

じゃあ予定日は11月8日ですね

3
まぁ、そんなにすぐにわかるなんて！

先生すごいです！

いえいえ医者ですからそんな…

4
実はホントに単純な計算なんだけど…

またまたーごけんそんをー

出産予定日は、最終月経開始日の月に9を加え、日に7を加えればいいのです。

ません。たとえ身に覚え（？）がなくても、あなたは妊娠4週なのです。

➡妊娠期間は最終月経の開始日から週数で数える。

　受精するのが妊娠2週目、胎盤がほぼ完成するのが16週目頃です。そして40週で分娩となります。40週目すなわち280日後が出産予定日です。産科を受診すると出産予定日をパッと教えてくれますが、タネをあかすと簡単な計算なのです。最終月経開始日の月に9を加え、日に7を加えているだけです。そもそも280日という数値、つまり出産予定日は目安にすぎません。ですから、この暗算法には、大の月、小の月、うるう年などは無視しています。

➡妊娠期間は40週間。

●排卵と受精のタイミング

　射精後の精子の寿命は48時間、排卵後の卵子の寿命は12〜24時間程

度です。この短い間に両者がめぐり会わないと受精できません。つまり1か月ある性周期の間で、受精に結びつくのはほんの2日間しかありません。他の日にいくら性交しても、受精できません。子どもが欲しければ排卵日に合わせて、子どもが欲しくなければ排卵日をはずして性交すればいいのです。どっちでもよければ、いつでもどーぞ。

　月経不順の人は受精タイミングに注意が必要です。月経不順は排卵日のずれが原因であったことを思い出してください。この場合は排卵日は簡単には予測できません。子宮からの粘液を検査したり、超音波（p.189）で卵巣の状態を観察すれば、排卵日をある程度予測することはできます。

➡精子の寿命は2日、卵子の寿命は1日しかない。

　プロゲステロンの作用は妊娠維持でしたね。妊娠維持ということは、新たな妊娠成立は阻止するということです。妊娠中は新たな妊娠はしません。これはプロゲステロンが排卵を抑制するからです。経口避妊薬（ピル）はプロゲステロンを含んでいます。ですから経口避妊薬の作用は排卵の抑制です。なお、プロゲステロンは体温を高める作用があり、逆にいえば、体温を測ればプロゲステロンの分泌状態を予想することができます。これが基礎体温です。排卵後が高温相になります。経口避妊薬を服用すると高温相が続きます（図3）。

➡プロゲステロンは排卵を抑制する。

　授乳中も排卵が抑制されます。これは授乳時にはプロラクチンというホルモンが脳下垂体前葉から分泌されるからです。プロラクチンは乳汁を分泌させますが、同時に排卵も抑制します。したがって授乳中は妊娠しにくくなります。

➡授乳は排卵を抑制する。

MEMO **胎児に外界の音は聞こえているか？**

　胎教と称して、胎児にクラシック音楽などを聞かせることがあります。ところで、妊婦が音楽を聴いたとき、その音は胎児には聞こえているでしょうか？　私はたぶん聞こえていないと思います。外界の空気の振動は妊婦の体表面で反射してしまい、羊水の振動としてはほとんど伝わらないと思えるからです（p.99）。妊婦さんがモーツァルトを聴いたら妊婦がリラックスし、おそらく、その効果が間接的に胎児によい影響を及ぼしているのではないでしょうか。真実は不明ですが。

第2部
臨床生理学

生理学の楽しさを感じ取っていただけるよう、
広い広い生理学の分野の中から、病気に関連し、
かつ知的好奇心を刺激しそうな項目を抜粋しました。

発生分化と幹細胞

iPS 細胞はあらゆる細胞に変身できる

●分化とは？

　ヒトの始まりは受精卵からです。受精卵が分裂増殖を続け、それがだんだんと姿・形を変えていき、血管の元、神経の元、消化器の元、皮膚の元などの細胞集団に変化します。そしてさらに分裂増殖を続けて、血管・脳神経・胃腸や肝臓・皮膚などができていきます。たとえば血液の細胞には赤血球・白血球・血小板という複数の種類がありますが、これらはすべて1種類の細胞が分裂してできたものです。この元の細胞を幹細胞といいます（図1）。つまり幹細胞は極めて増殖能が高く、かつ、いろいろな細胞に変化していくことができます。いろいろな違った細胞に変化していくことを「分化」といいます。

➡元の細胞がさまざまな違った細胞に変化していくことを分化という。

●幹細胞の種類

　一般の細胞は幹細胞が分裂してできたものである、と説明しましたが、幹細胞は分裂増殖を担当している細胞ともいえます。幹細胞はふつう年をとりません。いつまでも何回でも分裂増殖を行うことができます。このからくりは、この後で説明します。

　幹細胞にもいろいろな種類があり、たとえば血球を生み出す細胞を血液幹細胞といいます（p.8）。血液幹細胞は分裂して、赤血球にも白血球にも血小板にもなることができますし、さらに分裂によって自分自身の複製も行っています。

　神経細胞を生み出しているのが神経幹細胞です。筋肉には筋細胞の幹細胞があり、肝臓には肝細胞の幹細胞があります。発音が同じでまぎらわしいですね。血液幹細胞からは血球しかできませんが、どんな細胞をも生み出すことができる幹細胞もあります。これを全能性幹細胞といいま

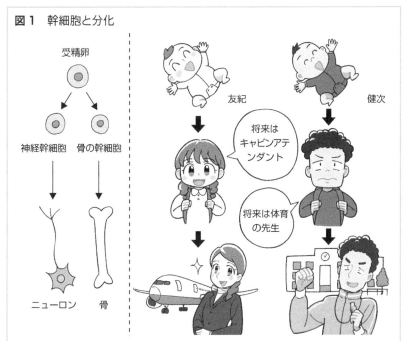

図 1　幹細胞と分化

受精卵

神経幹細胞　　骨の幹細胞

ニューロン　　　骨

友紀

健次

将来は
キャビンアテ
ンダント

将来は体育
の先生

▶すべての細胞、組織は受精卵が分裂してできたものです。細胞が違う種類の細胞に変化していくことを分化といいます。p.8 も参照してください。
　友紀と健次は生まれたときは、よく似ていましたが、成長するうちに、それぞれの個性が出てきました。

す。

　　⇒細胞は幹細胞から生み出される。

　全能性幹細胞とは、どんな細胞なのでしょうか。まず受精直後の卵子がこれに相当します。当たり前のことですが、すべての細胞は 1 個の受精卵が分裂した結果できたものです。そして、発生途中の胞胚（胚盤胞）の中にも ES 細胞という全能性幹細胞が含まれていることがわかっています（図 2）。そしてさらに、何と普通の細胞からこの全能性幹細胞を作り出すことに京都大学の山中伸弥博士が成功しました。iPS 細胞と名付けられたこの細胞は、無限に分裂させることができ、かつ、いかなる細胞にも分化させることができます。そこで病気でダメになった細胞を、この iPS 細胞で置き換えることにより病気を治そうという研究が進められています。これは、けがの治療や老化防止、再生医療（p.163）さらにはクローン人間

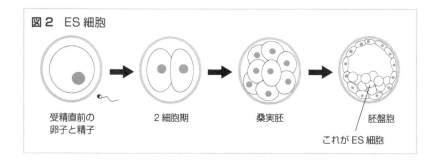

図2 ES細胞

受精直前の卵子と精子　→　2細胞期　→　桑実胚　→　胚盤胞

これがES細胞

作り（p.162）にも応用可能な技術です。なお山中博士は、この功績で2012年にノーベル生理学医学賞を受賞しました。

➡ iPS細胞は全能性幹細胞である。

● 若い細胞と年寄りの細胞

ヒトの細胞は常に新陳代謝で入れ替わっています。年寄りになった細胞は死滅し、新しく若い細胞が生まれてきています。年寄りの細胞は、あまり分裂できません。分裂しているのは若い細胞です。若い分裂専門の細胞が、幹細胞だと思ってください。一般に細胞は、若い細胞ほど分裂増殖能にすぐれていますが、仕事の技術は未熟です。逆に年をとった細胞は、細胞の働きは優秀ですが、分裂増殖能は低下しています。なお、最も若い細胞は受精卵です。

➡若い細胞ほど分裂増殖能が高い。

さて「若い細胞」、「年寄りの細胞」とは何でしょうか？　その前に細胞の仕事について考えてみましょう。細胞は体全体のために何か作業をしています。たとえばバイ菌を食べたり（白血球）、栄養を吸収したり（腸の細胞）、体を動かしたり（筋細胞）などです。もう1つの大事な仕事は、自分と同じ細胞を増やすことです。つまり分裂増殖する仕事です。普通は一般作業を担当する細胞と、分裂増殖を担当する細胞とは分かれており、1つの細胞が一般作業と分裂増殖の両方を均等に担当することはあまりありません。たとえば肝臓の中にも代謝や解毒をおもに担当する一般の肝細胞と、その肝細胞を供給するために分裂増殖をおもな仕事として行っている細胞とがあります。数は圧倒的に一般の肝細胞のほうが多いです。

➡一般作業を担当する細胞と分裂増殖を担当する細胞とは、別の細胞。

●細胞の分化

　人間は子どものときって、ほとんど仕事はできませんよね。学生時代に勉強して、その後社会人としての能力を身につけていきます。つまり仕事を遂行する能力を身につけるには、ある程度の修行が必要です。細胞も同じです。分裂して新しい細胞が生まれたあと、本来の仕事ができるようになるまでには少し修行が必要です。その修業の期間は細胞の種類によってまったく違います。分裂直後からすぐに働けるものもあれば、リンパ球のように、かなり長期間の修行が必要なものもあります（p.11）。

　➡細胞は作業を遂行できるようになるには、ある程度の修行が必要。

　細胞は、生まれたあと、どんな細胞に変身していくのでしょうか。人間でいうと、どんな職業技術を身につけていくのでしょうか。生まれながらにしてやるべき仕事が決まっているものもあれば、複数の選択肢があるものもあり、さらには何にでもなれる場合もあります。先ほど「細胞がいろいろな違った細胞に変化していくことを分化という」、といいましたが（p.138）、別のいい方をすれば、細胞にとって自分の仕事が決まっていくことが「分化」ともいえます。そして仕事の能力を向上させていくことを「成熟」といいます。生まれたばかりの細胞は「未分化」であり「未熟」です。これが修行を積んで、分化・成熟して一人前の細胞になっていくのです。

　➡未分化・未熟の細胞が分化・成熟して一人前の細胞になる。

●組織の分化

　分化していくのは個々の細胞だけではありません。体の組織も分化していきます。受精卵から発生が進むにつれて、ある目的を持った細胞集団が形成されていきます。細胞が集まって組織（たとえば筋肉組織、脂肪組織、神経組織など）を作り、組織が集まって臓器を作っていきます。

　たとえば発生途中の胚（まだ胎児になる前）には、体の中心に1本の管ができます。これは消化管の原形、すなわち将来、食道・胃・腸になるものです。単なる管が、胃や腸になっていくのも分化ですね。最初は単純な1本の管だったのに、やがて頭に近いほうと真ん中あたりに、ちょっとへこみができます。頭に近いほうのへこみは将来、肺になります。真ん中のへこみは肝臓・胆嚢・膵臓になります（図3）。このように胃腸と肝臓・

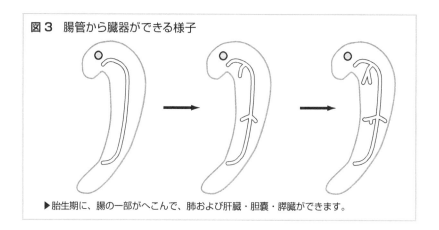

図3 腸管から臓器ができる様子

▶胎生期に、腸の一部がへこんで、肺および肝臓・胆嚢・膵臓ができます。

胆嚢・膵臓は同じ仲間だし、さらに消化器と肺も同じ仲間なのです。

➡消化器と肺とは発生学的には同じ仲間。

　神経も実は皮膚と同じ仲間です。脊髄の棒は、背中の皮膚（その頃はまだ皮膚は完成していませんが）が陥没してできるのです。そして脊髄の端が大きく成長して、脳になります。神経と皮膚は同じ仲間なので、神経に異常がある先天性疾患では皮膚の異常を伴っていることもあります。同様に血管と心臓は同じ仲間ですし、さらに血球と血管も同じ仲間です。

➡神経と皮膚は発生学的には同じ仲間。

●細胞分裂時に変化は必要か？

　細胞が分裂増殖する場合、基本的には元の細胞とまったく同じ細胞が2個できます。このとき、違う細胞に変化してはいけません。完全に同じ細胞が2個できる必要があります。しかし長い時間軸で見た場合には、生物には環境に応じて微妙に変化していくことも必要です。この変化のためには、ごくたまには分裂時に微妙に異なった細胞になることも必要です。つまり細胞分裂には、短い時間で見た場合の正確さと、長い時間で見た場合の柔軟さの両者が必要なのです。

➡細胞分裂は正確に行われなくてはならないが、長い時間軸では柔軟さも必要。

●細胞の分裂回数の上限

　ところで、細胞に寿命というのはあるのでしょうか？　多細胞生物では新陳代謝を保つうえで、老化した細胞には死滅してもらい、代わりに若いピチピチした細胞を補充していく必要があります。

　➡老化した細胞には死滅してもらうことになっている。

　一般の細胞はその分裂回数の限度が決まっています。たとえば血管の内側にある血管内皮細胞は、おおよそ50回くらいの分裂が限度です。これ以上はもう分裂できません。どういうしくみでこの分裂回数の限度が決まってくるのかを説明しましょう。

　すべての細胞は、遺伝する形質を決める因子である「遺伝子」を持っています。遺伝子の正体はDNA（デオキシリボ核酸）です。DNAはヌクレオチドと呼ばれる分子が長くつながって、ひものようになったものです。このヒモのことを英語でchainというので、日本語ではDNA鎖と訳しています。DNA鎖は2本で1組になっています。細胞が分裂するときは、DNA鎖も同じものを複製する必要があります。ところがDNA鎖を複製しても、その鎖の端っこだけは複製されないのです。その理由はDNAの複製というものは一方向にしか複製できないからなのですが（図4）、このしくみはやや難しいので、理屈は抜きにして「DNA鎖というものは複製のたびに少しずつ短くなっていく」と理解してください。

　➡ DNA鎖は複製のたびに少しずつ短くなっていく。

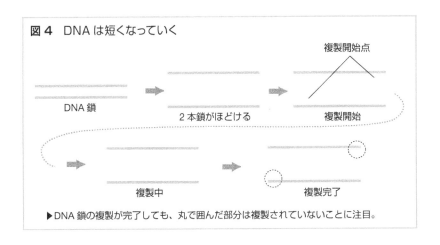

図4　DNAは短くなっていく

複製開始点

DNA鎖　　　　　2本鎖がほどける　　　　複製開始

複製中　　　　　　　　　　複製完了

▶DNA鎖の複製が完了しても、丸で囲んだ部分は複製されていないことに注目。

●テロメア

　DNA鎖の端っこの部分をテロメアといいます。細胞分裂のたびにこのテロメアが短くなり、ある程度短くなったらその細胞は老化したと体が判断し、死滅します。若い細胞ではテロメアは長いのですが、分裂するごとにテロメアは短くなっていきます。たとえていうと、テロメアはちょうど回数券のようなものです。細胞は50枚綴りの回数券を持っており、1回分裂するごとに1枚ずつ回数券を切り取られ、手持ちの回数券がなくなったところで寿命達成というわけです。

　➡細胞の分裂可能な回数は決まっている。

　そもそもDNA鎖の端というものは、非常に反応性に富んでおり、他のDNA鎖の末端どうしですぐ結合しようとします。この結合反応を防ぐために、DNA鎖の末端の反応性を抑えているのがテロメアなのです。テロメアがある程度まで短くなると、この結合反応を抑制できなくなり、DNA鎖の末端どうしがくっついてしまいます。このような遺伝子異常が生じた細胞は、普通は寿命達成となり死んでしまいますが、ごくまれに、異常な細胞、つまりがん細胞として生き残ることもあります。実際にある種のがん細胞では、このような遺伝子異常を観察することができます。

　➡ DNA末端の反応性を抑えているのがテロメアである。

　細胞の中には、ほぼ無限回に近く分裂することができるものもあります。受精卵や幹細胞と呼ばれている細胞群がその代表です。がん細胞も強い分裂能を持っていますね。ではこういった細胞はなぜ何回も分裂できるのでしょうか。それは短くなったテロメアを自分で伸ばすことができるからです。使った回数券を自分で印刷して所有枚数を減らさない……ちょっとずるい気もしますが、こういった能力を持った細胞は、ほぼ無限回に近く分裂を続けることができます。このテロメアを伸ばす酵素の遺伝子を、人工的に細胞内に組み込むと、その細胞は強い分裂増殖能を持つようになります。この遺伝子を人体の細胞内に組み込んであげれば、人類は不老不死を手に入れるかもしれません。がんになるかもしれませんが。

　➡テロメアを自分で伸ばせれば、その細胞は何回でも分裂できる。

無限に増える食器洗い券

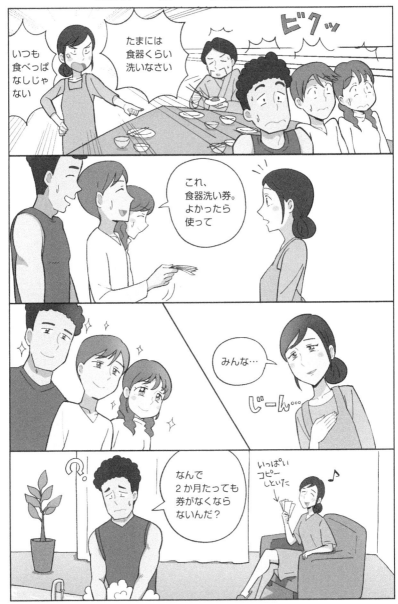

テロメアを自分で伸ばすことができれば、細胞はほぼ無限回に近く分裂をくり返せます。不老不死も可能かも。田中家のお母さんも、「食器洗い券」を自分で増やして、不老不死のように、ますますパワーアップしていくのです。しかし、「食器洗い券」って懐かしいです。

上皮とがん

●細胞・組織・臓器

　ヒトの体は細胞からできています。細胞は集まってある機能集団を形成しています。この機能集団を組織といいます。たとえば神経組織・脂肪組織・筋肉組織などです。そしてこの組織が集まって臓器を作ります。肝臓や腎臓などが臓器です。

　ヒトの細胞は生殖細胞と非生殖細胞とにきっちり分けられるのですが、数からいくと、ほとんどが非生殖細胞です（p.128）。さらにこの非生殖細胞は、すべからく上皮細胞と非上皮細胞の2つに分けることができます。

　➡ヒトは上皮細胞と非上皮細胞の2種類の細胞だけから成り立っている。

●上皮組織

　上皮細胞と非上皮細胞の違いを説明する前に、まず受精卵からの発生のようすを振り返ってみましょう。受精後、受精卵の細胞分裂が始まり、管を持った魚のようなものに成長してきます（p.142）。その管は消化管になるのですが、入り口付近で一部がくぼんで肺になり、真ん中では一部がくぼんで肝臓・胆嚢・膵臓になります。また、出口付近もくぼみができて泌尿生殖器になります。その他、脳下垂体・甲状腺・副腎などの内分泌腺も、まずくぼみから生じ、その後、ちぎれて管から独立します。つまりヒトの体には外界に接していた面と、そうでないところとがあるわけです。外界に接している面を図1に示します。この外界に接している面を上皮組織といいます。具体的には消化器系、呼吸器系、

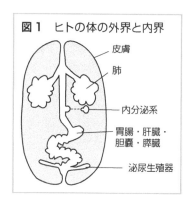

図1　ヒトの体の外界と内界

皮膚
肺
内分泌系
胃腸・肝臓・胆嚢・膵臓
泌尿生殖器

泌尿生殖器系、内分泌系と皮膚です。

➡上皮組織は、消化器系、呼吸器系、泌尿生殖器系、内分泌系と皮膚。

　唐突ですが、電車の車両を思い浮かべてください。いろんな種類の車両がありますが、すべて床から下は同じ構造をしています。つまり床から下には、車輪、モーター、バネ、ブレーキがあります。新幹線だろうと郊外のマイナー電鉄の車両であろうと、床から下には同じ物体が存在しています。ただしモーターの出力やバネの強さなどには大きな違いがあります。質の違いこそあれ、種類は同じものが装備されています。これに対し、床から上の構造は、その車両の目的によりまったく違います。通勤電車なら硬めのシートが、グリーン車ならゆったりしたソファーが、寝台車ならベッドが、食堂車なら厨房設備とテーブルが、それぞれ装備してあります。つまり、床から下は同じもの、床から上は異なったもの、からできているのが電車なのです。

➡どの電車も床から下は同じ構造であり、床から上はそれぞれの目的に適した構造をしている。

●上皮細胞の差が臓器の差

　上皮組織も電車の車両とよく似ています。上皮組織は外界と接していましたね。この外界と接する面に存在する細胞を上皮細胞といいます。この上皮細胞はそれぞれの臓器によりまったく異なった細胞が配置されています。電車ならシートやベッドに相当する部分です。実際の上皮細胞としては、たとえば肺では酸素を取り込む働きを持った細胞が配置されており、胃や腸では消化吸収能力を持った細胞が、副腎や甲状腺にはホルモン分泌能力を持った細胞が配置されています。そしてその下には、これらの上皮細胞が能力を発揮できるように、血管や神経や筋肉などが配置されています。血管は血液を供給し、神経や筋肉などは上皮細胞の働きを助けています。

　この血管や神経や筋肉などの存在は、程度の差こそあれ、すべての組織で同じです。肺も胃も腸も副腎も甲状腺もすべて同様に、深部に存在しているものは血管・神経・筋肉などの同じものなのです。もちろんそこには量の差はあります。肺では酸素の受け渡しのために血管が豊富です。胃では消化運動のために平滑筋が発達しています。でも存在している部品とし

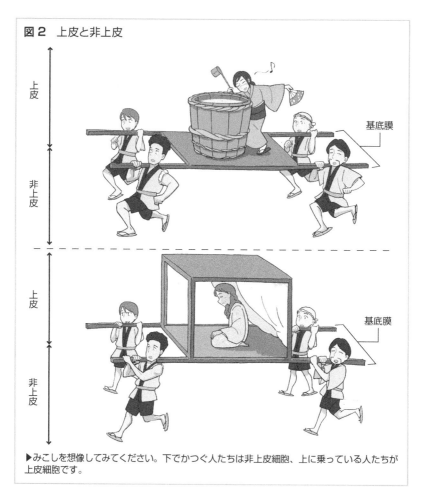

図2　上皮と非上皮

上皮

非上皮

基底膜

上皮

非上皮

基底膜

▶みこしを想像してみてください。下でかつぐ人たちは非上皮細胞、上に乗っている人たちが上皮細胞です。

ては、すべて同じ種類の部品が配置されているのです。肺も胃も腸も副腎も甲状腺もすべて非上皮の部分は同じ種類の細胞からできており、いずれも似たような構造をしています。

　つまりこれらの組織は、すべからく同じような非上皮細胞の上に、その組織特有の上皮細胞が乗っかっているわけです。そして臓器の働きの差というものは上皮細胞の働きの差なのです。図2では、みこしの例で上皮細胞と非上皮細胞を説明しています。

　➡すべての臓器は、上皮細胞が異なっているだけで、非上皮細胞はすべからく同じもの。

上皮細胞と非上皮細胞とは、基底膜という膜で厳密に隔てられています。基底膜とは線維性の膜（細胞ではない）であり、1枚の布のようなものです。つまり基底膜より表面側に上皮細胞が、そして基底膜より深部側に非上皮細胞があり、両者の境目が基底膜というわけです。基底膜は電車の床に相当します。

➡上皮細胞と非上皮細胞の境目が基底膜。

●がん

ここで話は「がん」へとがらりと変わります。みなさんはがん細胞とはどんな細胞のことをいうのかご存知ですか？　模範解答は「正常細胞ががん化したものが、がん細胞である」ですが、これでは、まったく説明になっていませんね。がん細胞の厳密な定義はなかなか難しいのですが、そこを無理に単純にいい切ると、「がん細胞とは無秩序に増殖するようになった細胞のこと」といっていいでしょう。えっ、上皮の話と関係ないって？それが大ありなのですよ。

➡がん細胞とは正常細胞ががん化したもの。

がん細胞が、がん化する前の細胞には2種類ありましたね。そう、上皮細胞と非上皮細胞です。つまり世の中のがんには、「上皮細胞ががん化してできたがん」と「非上皮細胞ががん化してできたがん」とがあるのです。

ここからが重要なのですが、上皮細胞ががん化してできたがんを「癌（より正確には癌腫）」といい、非上皮細胞ががん化してできたがんを「肉腫」といいます（図3）。そういえばテレビドラマでも、骨（非上皮細胞）のがんのことは骨癌といわず、骨肉腫と言ってますよね。つまり癌腫は上皮性、肉腫は非上皮性なのです。

➡上皮細胞ががん化したものを癌といい、非上皮細胞ががん化したものを肉腫という。

癌と肉腫とをなぜ区別するかというと、両者は臨床的な病気の性質が明らかに異なっているからなのです。頻度、症状、治療法、病気の進行の様子など、まったく違います。上皮細胞のない臓器や組織、たとえば骨や脳、では癌腫は起こりようがないので、ここにできるがんはすべて肉腫です。骨ががん化すると骨肉腫、白血球細胞ががん化すると白血病、脳の細胞ががん化すると脳腫瘍になります。いずれも骨癌、白血球癌、脳癌とはいい

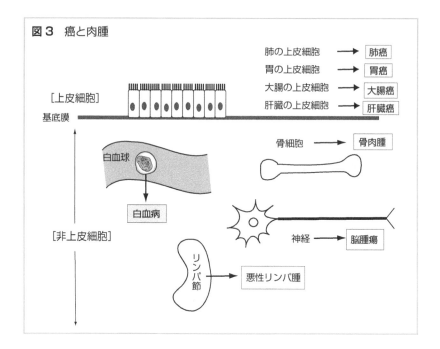

図3　癌と肉腫

[上皮細胞]

肺の上皮細胞　→　肺癌
胃の上皮細胞　→　胃癌
大腸の上皮細胞　→　大腸癌
肝臓の上皮細胞　→　肝臓癌

基底膜

骨細胞　→　骨肉腫

白血球

白血病

神経　→　脳腫瘍

[非上皮細胞]

リンパ節　→　悪性リンパ腫

ません。

　このように、細胞を上皮性の細胞と非上皮性の細胞とに分類することは、臓器別の機能を理解するうえで有効であるばかりでなく、その考え方ががんという病気の理解に直結するのです。

➡癌と肉腫はその性質が明らかに違う。

MEMO　抗がん剤の副作用があらわれやすい組織はどこ？

　ヒトの体の中では極めて活発に細胞の分裂増殖を行っている組織が4か所あります。それは骨髄・腸・毛根・精巣です。さらに最もデリケートな組織が、卵巣と神経です。がん細胞も非常に活発に細胞分裂を行っており、抗がん剤や放射線はこの細胞分裂を止めることにより、がんをやっつけています。ということは、抗がん剤や放射線治療の基本的な副作用は、細胞分裂が活発な細胞とデリケートな細胞に強く出ます。すなわち、貧血・感染・出血（以上骨髄）、下痢・消化管出血（以上腸）、脱毛（毛根）、不妊（精巣・卵巣）そして神経障害ということです。吐き気や嘔吐は胃や腸の障害というよりも脳の食欲や消化等をコントロールしている神経細胞群の障害です。

発毛と脱毛

●男性型脱毛症

　毛周期とは毛の生え変わりの周期のことで3つの期間がありましたよね。毛周期を忘れた人はp.119を見返してください。頭髪が薄い人は、本来2〜6年あるはずの成長期が半年〜1年と短くなっており、この短い周期をくり返すと頭髪の成長が完了する前に退行期に入ってしまうので、うぶ毛の期間が長く全体的には薄毛になってしまいます。薄毛の人の頭部をよく見ると、短いうぶ毛は生えていることが多いようです。

　さて、頭髪が抜けること、俗に言う「ハゲ」ですが、中年以降の男性に多く見られます。そのためこのようなタイプの頭髪脱毛症は「男性型脱毛症」、略してAGAと呼ばれています。なぜ男性に多いかというと、男性ホルモンは毛周期を短くして、結果的に抜け毛を増やす作用があるからです。しかし、高齢でもフサフサの人や若いのに薄くなる人がいたり、脱毛の場所も頭頂部が薄くなったり、前頭部が薄くなったりと、人によってさまざまなので、AGAになる詳しいメカニズムはまだよくわかっていません。しかし少なくとも、(A) 頭髪に限定すると男性ホルモンが多すぎるのは余りよくないだろう、(B) 一般に細胞が元気であるためには十分な血流が必要なので毛根組織には血流は多いほうがいいだろう、という2つのことはいえそうです。

　➡男性型脱毛症には男性ホルモンと皮膚血流とが関与している

●脱毛症治療薬の作用機序

　そこでAGAの治療薬ですが、上記2点に関与している薬が主に使われています。(A) の薬は、男性ホルモンを減らす薬です。これは確かにAGAには効果があります。しかし男性ホルモンを減らすので、副作用として、男性ホルモンによる男性らしさ、別な言い方をすると男としての

「肉食度」が少し低下するようです。「肉食度」を最優先させたい男性は、この薬の使用には注意が必要かもしれません。また男性ホルモン関連の薬なので女性には効果がありません。

　→男性ホルモン関連薬は女性には使えない。

　（B）の薬は、頭皮の血管を拡張させて血流を増やすと毛根組織が元気になるだろうという作戦です。これにはミノキシジルという薬が代表です。実はミノキシジルは元々は高血圧の治療薬として開発されました。血管を拡張させて血圧を下げる（p.64）わけです。その副作用に多毛というのがあり、いろいろ調べてみると頭皮の血管を拡張させて血流を増やしているようだ、ということで薄毛の薬として使われるようになりました。頭皮の血管は薬を飲んでいる時だけ拡張し続けているので、この薬によってフサフサになっても、薬をやめると頭皮の血流も元にもどり、頭髪も元に戻る……ことになります。考えてみれば当たり前ですよね。この薬は女性の薄毛にも有効です。

　→血管拡張による増毛薬は女性にも有効。

●女性の薄毛

　実は最近、中年以降の女性にも薄毛がふえています。場所は後頭部が多いせいか、うまく隠せるのであんまり目立っていません。この原因の1つに脱色剤が疑われています。若いときに脱色剤を多用した人に多いようです。脱色剤は刺激が強いので、何回も使うと毛根組織がダメージを受けて、そのツケが年をとってから現れるようです。反応性の強い薬剤は頭皮自体にはなるべく付けないようにしたほうがいいですね。

　→頭皮を痛めつけると将来薄毛になるかも。

●脱毛

　さて続いて脱毛の話です。頭部以外の場所の体毛は、一般には薄毛のほうが好まれるようです。いわゆる「むだ毛」ですね。むだ毛の脱毛にはいろいろな方法があります。毛抜き等でエイっと毛を物理的に引っこ抜くと一時的な脱毛にはなります。しかし、毛根組織は完全に破壊されたわけではないので、その生き残った細胞からそのうちまた毛が生えてきます。永久脱毛をめざすなら、毛根組織の細胞を全て死滅させる必要があります。

　→毛根組織が残っている限り、毛は再び生えてくる。

熱を加えると毛根組織の細胞を死滅させることができます。組織の熱破壊、要するにヤケドを負わせるので、それなりの痛みは必ず伴います。以前は、細い電極を毛穴に刺して電気を通してその熱で毛根組織を焼く、という方法がよく行われていました。

➡毛根組織は熱で破壊できる。

●レーザー脱毛

　最近主流になってきているのがレーザー脱毛です。これにはレーザーと呼ばれる特殊な光を用います。レーザーにはたくさんの種類がありますが、脱毛用には、黒いものに当たると発熱するという性質を持っている特殊なレーザーを使用します。皮膚全体にこのレーザーを当てると、黒い毛根周辺だけが発熱しヤケドを起こして死滅してしまいます。しかし普通の部分は黒くないので反応せず無事というわけです。白毛にも反応しません。皮膚の黒い部分、たとえば乳輪部やホクロなどには使いにくいです。なお人種的に見ると、日本人は一般に皮膚色は淡く毛は黒いので、このレーザー脱毛法は日本人には向いている脱毛法といえます。

➡脱毛用レーザーは黒いものに反応する。

　毛には毛周期というものがありましたよね。毛根組織を毛周期でみると、成長期は黒く、レーザーに反応し焼けます。しかし休止期には色がついていないのでレーザーには反応しません。このとき休止期だった毛根組織も、数か月後には成長期に突入して黒くなっているはずです。黒い時期だけがレーザーに反応するので、永久脱毛するにはすべての毛根組織が成長期を迎えるまで、結局数か月おきに数回のレーザー照射が必要になるわけです。2回目以降は黒い毛根組織の数が減ってくるので、痛みも少し減ってきます。

➡レーザー脱毛では毛周期の考慮が必要。

　日本では人体に影響を及ぼす機械は医療機器としての認可が必要です。レーザーの機械は医療機器です。したがって、日本では法律上、病院やクリニックで医師の監督下でしか使用できません。しかし医師のいないエステなどでも光による脱毛をやっていることがありますよね。それは違法でしょうか？　実は医師のいないお店では単なる強い光の機械を使っています。原理は日なたぼっこと同じで、単なる光でも、白い服より黒い服のほ

うが熱を帯びやすい、すなわち黒い毛の部分のほうがヤケドしやすいことを利用しています。人体に影響を及ぼす機械イコール医療機器なので、医療機器でない機器は人体に影響を及ぼせるほどのパワーはないはずです。そんな機械なら無資格者が使用しても法律違反にはなりませんし、通販でも普通に売っています。まあ、言わばおもちゃみたいなものですね。当然、光の到達範囲も浅く照射範囲も狭く、発熱量も小さいので、痛みも少ないです。したがって、脱毛できないことはないのですが、クリニックと同じレベルは期待しないほうがいいでしょう。

➡正式な医療機器ではない脱毛器は痛みも弱ければ効果も弱い。

それちがう！

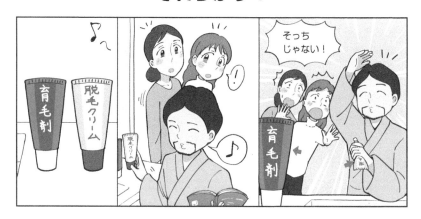

毛はシスチンというイオウ原子同士が結合したアミノ酸を多く含んでいます。脱毛クリームの主成分はこのイオウの結合を切断するアルカリ性の還元剤です。毛だけでなく皮膚そのものにもダメージを与える（皮膚表面は弱酸性が本来の姿）ので、デリケートな部位には使いにくいですね。脱毛クリームは使用後は完全に除去しておくこと。

MEMO　パーマの原理

　パーマ1剤の主成分は脱毛クリームと同じものです。アルカリ性の還元剤で毛の蛋白質を壊して、そのすきに毛の形をカールさせたりストレート等に整えます。その後、酸性の酸化剤（パーマ2剤）をかけると、毛の形だけが変わったままで、あとは元にもどるわけです。

老化と
フリーラジカル

年はとりたくないもんだ

● 老化とは

そもそも老化とは何でしょうか？　どんな生物も、生きた時間に比例して、物理的な衝撃を受けたり、毒物にさらされたり、老廃物が蓄積したり、といろいろなストレスを積み重ねていきます。それらによって少しずつダメージを受け、このダメージは基本的には元にもどりません。つまり時間とともに、満身創痍になっていくわけです。これを老化ととらえていいでしょう。そこで老化を、臓器や組織と、さらにそれらを構成している細胞とに分けて考えてみましょう。

➡老化は臓器（組織）レベルと細胞レベルとに分けて考えると理解しやすい。

● 臓器の老化

臓器は多数の異なった組織による共同作業によって成り立っています。1つの組織がコケると、他の組織が影響を受けます。たとえば血管がダメになると、ほぼ全部の細胞が酸素や栄養不足におちいりダメージを受けます。その代表例に心筋梗塞と脳梗塞があります。酸素や栄養を供給している動脈がダメになるので、元気だった心筋細胞や脳細胞が酸素不足により結果的にダメになるわけです。

➡血管がダメになると全部ダメになる。

● 組織の老化

動脈がダメになる大きな原因が動脈硬化です。動脈硬化とは動脈にコレステロールとカルシウムを主成分にした不要物質が蓄積したもので、その結果動脈が硬く細くなり、動脈の機能としては流せる血液量が少なくなってしまいます。

皮膚も加齢によりみずみずしさを失ってきます。これは皮膚の線維芽細胞の数が少なくなり、線維芽細胞が産生するコラーゲン量が減ってしまう

からだと考えられています。関節も、使っているとそれなりに少しずつ摩耗していきます。ウン十年も激しく使用した結果、この摩耗の程度があるレベルを超えると、痛みや機能障害が出現してきます。また、女性のバストは多数の小さな腱で支えられています。この腱も強く引っ張られると、時間とともに少しずつ切れていきます。この切れた腱はもうくっつきません。その結果、若いときのステキな形がだんだんと重力の影響を受けた形に変化していくわけです。バストが豊満な女性は、あまり揺さぶらないほうがいいようです。

➡変形した組織はもう元にもとらない。

● 細胞の老化

次に細胞の老化を考えてみましょう。原始的な細胞、たとえば細菌類は、その遺伝子は環状でありテロメア（p.144）はありません。そのせいか細菌類は無限に増殖することができ、細菌には老化も寿命もないと考えることはできます。しかしヒトの細胞にはテロメアがあります。このテロメアの長さは細胞の老化程度の指標の1つだと考えていいでしょう。

また細胞はその活動にともなって、いろいろな不要物質が産生されたり、変な物質が細胞内に入ってきたりします。老廃物も不要物質の一種ですね。細胞はこれらの不要物質をすべて完全に分解したり細胞外に捨てられるわけではなく、捨てることのできなかったいろいろな不要物質が時間とともに細胞内に蓄積してきます。この不要物質の蓄積量が増えてくると細胞の活性が低下するし、ある限度を超えると細胞は死んでしまいます。この不要物質の蓄積量も細胞の老化程度の指標の1つだと考えていいでしょう。「老化」というよりはダメージを受けている、というほうが理解しやすいかもしれません。たとえば、アルツハイマー病の脳の神経細胞内には特殊な不要物質が蓄積しています。

➡老化した細胞では、テロメアの短縮や不要物質の細胞内蓄積などが起こっている。

● 酸素とフリーラジカル

老化した細胞で起きている変化は、テロメアの短縮や不要物質の細胞内蓄積だけではありません。遺伝子の変化も起きています。この遺伝子変化を起こしている原因の代表が酸素です。

酸素はエネルギー獲得のための非常に有効な材料です。私たちが呼吸をするのも、酸素を取り入れて、エネルギーを生み出す反応を行っているからです。一部の嫌気性菌類を除き、地球上の生物のほとんどは酸素を利用してエネルギーを得ています。生きていくためには酸素は必要不可欠です。酸素が反応すると、最終的には水などになるわけですが、酸素分子が水分子に変化するまでの間に、一瞬ですが非常に反応性に富む状態があります。これは化学反応が進行するときに必ず起こる現象です。このような反応性に富んだ状態の酸素などを含め、強い酸化作用を持った化学分子類をフリーラジカルといいます*。

➡酸素には反応性に富む状態のものがある。

> *活性酸素・活性酸素種・ラジカル・フリーラジカル等の言葉の定義には微妙な違いがあります。みんさんは、これらはすべて酸素の親戚で似たようなものであり、反応性が極めて高い物質だと思ってくだされば結構です。本書ではフリーラジカルという言葉を使っていきます。

●フリーラジカル

カビ取り用漂白剤「カビキラー」や水道水・プールの水の消毒等に使われている次亜塩素酸（カルキ）もフリーラジカルの一種です。体内にもフリーラジカルは存在します。つまり体の中には「カビキラー」のようなものがあると思ってください。

生体はこのフリーラジカルをうまく利用しています。たとえば白血球やマクロファージはこのフリーラジカルを大量に作り、食べた異物（体の中に入ってきた細菌など）を細胞内で消化するときに、このフリーラジカルを使っています（p.20）。貪食した細菌を細胞内の

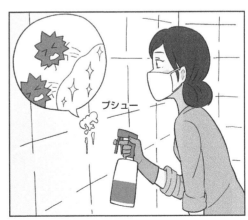

フリーラジカルの殺菌効果：カビキラーなどのカビ取り剤中のフリーラジカルにより、カビも細菌も全部酸化されて死滅してしまう。

フリーラジカルで殺しているのです。お風呂の壁に生えたカビに「カビキラー」をかけると、みるみるカビがなくなっていきますが、それと同じことが白血球の細胞内で起こっているのです。

➡白血球の殺菌作用にはフリーラジカルが関与している。

●フリーラジカルによる障害

　フリーラジカルは細菌を殺せるぐらいですから、これが自分の細胞に作用してしまうと、さまざまな障害を引き起こします。たとえば、動脈硬化の原因の1つは細胞膜の正常な脂質が酸化を受けて過酸化脂質に変性することです。また、放射線は遺伝子の異常を引き起こしますよね。これは細胞内に存在する酸素が放射線によりフリーラジカルになり、このフリーラ

キャンプファイヤー

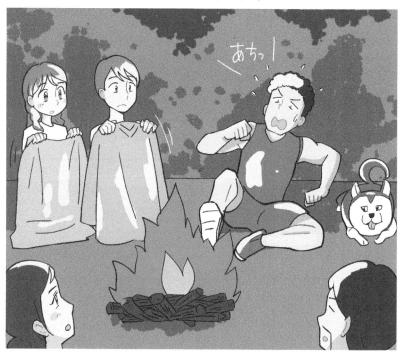

フリーラジカルによる生体障害とその防御システム：酸素を利用する限り、必ずフリーラジカルが発生します。生体はフリーラジカルに対する防御システムを持っていますが、その強弱には部位により差があります。キャンプファイヤーで、焚き火が酸素、ハネた火がフリーラジカルのようなものです。

ジカルが遺伝子（DNA です）を変性させるのです（p.190）。

　生体が酸素を利用している限りフリーラジカルは必ず産生されており、これがさまざまな病気やがんの発生さらには老化などにも深く関与しています。「カビキラー」を自分の体にかけたり飲んだりすると、とんでもないことになりそうな気がしますが、これに似た状態が生体内でも起こっていると想像してください。

　➡フリーラジカルが自分に作用すると、さまざまな障害を起こす。

●フリーラジカルに対する防御システム

　生体はフリーラジカルにやられっぱなしではありません。ちゃんとフリーラジカルに対する防御システムを持っています。その代表が抗酸化作用を持った物質、イコール還元剤です。ビタミンＣやビタミンＥなどは還元剤そのものです。またカタラーゼ（過酸化水素を分解する）やスーパーオキシドディスムターゼ（SOD と略される）といった酵素も還元剤として作用しています。さらに還元剤の作用が前面に出ているわけではありませんが、血液中のヘモグロビンやビリルビン、尿酸、アルブミンといったものもフリーラジカルの消去を行っています。赤ワインなどに含まれているポリフェノール類にも還元作用があります。したがって赤ワインがフリーラジカルの害を抑制して、がんや老化を防ぐという理論も成り立ちます。しかし、だからといって、赤ワインを飲めば長生きできると結論づけるのは、ちょっと早計だと思います。

　➡還元作用を持つ物質はフリーラジカルの害を減少させる。

遺伝子治療と再生医療

トカゲのしっぽと同じことを人間で

● 遺伝子治療

　病気の中には、ある特定の蛋白質が体内に不足していることが原因のものがあります。同じことですが、病気の治療薬としてある特定の蛋白質が有効なことがあります。このような病気の治療法は、その不足していたり、有効だったりする蛋白質を投与することです。しかし純粋な蛋白質を、治療に有効な質と量だけ確保するのは非常な困難が伴います。他人や動物や大腸菌などから目的の蛋白質を精製するわけですが、完全に純粋な単一の蛋白質になるまで精製し、しかも有効な量を得ることは技術的にかなり難しいのです。ついでに費用も非常にかかります。そこで本人の細胞に、この蛋白質を自ら作らせてしまおう、というのが遺伝子治療の考え方です。

　➡遺伝子治療とは、本人の細胞に目的の蛋白質を作らせることである。

　さて、遺伝子とは、具体的には細胞の核の中にある DNA（デオキシリボ核酸）のことで、蛋白質の設計図のようなものです。細胞はこの設計図を見ながら蛋白質を作っています。ですから細胞の中に、作らせたい蛋白質の設計図を押し込んでやれば、その細胞は設計図どおりの蛋白質を作り始めます。どの細胞に目的の設計図を押し込むのがよいのか——その蛋白質を作り慣れている細胞がいいに決まっています。このとき難しいのが、どうやって遺伝子を細胞内に押し込むか、という点です。この「押し込む」という難行のために、脂質を使ったり、蛋白質を使ったり、ウイルスを使ったり……といろいろ苦労しているのですが、現時点では効率よくかつ安全に「押し込む」技術がまだ完璧とはいえません。このあたりのことも、遺伝子治療法が一般化するために越えないといけないハードルの1つです。

　➡遺伝子治療ではウイルスを使うこともある。

　新型コロナウイルスに対するワクチンも、遺伝子治療の一種です。今ま

でのワクチンはウイルスの蛋白質を注射して、その蛋白質に対する免疫を作らせていました。しかしこの新しいワクチンは、中身は蛋白質ではなく核酸（ウイルスの遺伝子）です。このウイルス遺伝子をヒトに注射し、人体内の細胞に取り込ませて、その取り込んだ細胞がウイルスの蛋白質を作り、その蛋白質に対する免疫を作らせようという作戦です。

➡新しいワクチンは遺伝子治療の一種。

●遺伝子操作動物

「遺伝子組み替え」も遺伝子治療と同じ原理です。植物、たとえば大豆に細菌の遺伝子を押し込んで、本来は持っていない蛋白質を大豆の細胞に作らせたものが、遺伝子組み替えの大豆です。動物においては、たとえば受精卵の段階で発光クラゲの遺伝子を押し込むと、成長後はすべての細胞にその遺伝子が組み込まれていることになり、発光クラゲのように光る動物ができます。これが遺伝子導入動物（英語でいうとトランスジェニックアニマル）です（図1）。なぜこのようなことをするかというと、押し込

図1　遺伝子導入

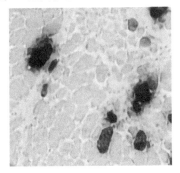

[筋肉細胞への遺伝子導入の例]
　青色に発色する蛋白質の遺伝子（DNA）をウサギの大腿部に注射し、その遺伝子が骨格筋細胞で発現している様子を示す。
（自験例）

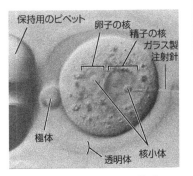

保持用のピペット　卵子の核　精子の核　ガラス製注射針　極体　透明体　核小体

[受精卵への遺伝子導入の様子]
　マウスの受精直後の卵子に細いガラス製注射針で遺伝子を注入しているところ。卵子の核と精子の核が見え、精子の核の中に針を挿入している。顕微鏡で見ながら熟練者が手動で行います。（発生工学実験マニュアル～トランスジェニック・マウスの作り方、野村達次監修、勝木元也編、講談社、1987年、カバー写真を転載し、原図として使用）

んだ遺伝子の働きを知るためです。この場合は治療というよりも研究のほうが主目的ですね。何万種類という遺伝子導入マウスが医学研究用にすでに作成されています。

➡ある遺伝子を加えた動物が遺伝子導入動物である。

未知の遺伝子の作用を調べる場合、その遺伝子を組み込んで遺伝子導入動物を作り、その動物にどんな特徴が出たかを見るのが1つの方法です。もう1つの方法は、逆にその遺伝子を取り去ってしまい、その動物がどうなったかをみることです。遺伝子導入動物を作るよりも、ちょっとややこしい手技が必要ですが、ある特定の遺伝子だけを除去することは可能で、これを「遺伝子ノックアウト動物」といいます。この方法により、除去した遺伝子の働きを、知ることができます。ただしこの方法はヒトへは応用できません。

➡ある遺伝子を除いた動物が遺伝子ノックアウト動物である。

遺伝子導入動物は、本人の遺伝子にごくわずかだけ他人の遺伝子を加えたものです。遺伝子ノックアウト動物も、本人の遺伝子から特定の遺伝子だけを除いたものです。さらに過激に、自分の遺伝子はすべて捨て去り、他人の遺伝子を丸ごとそっくりそのまま受け入れた動物がクローン動物です。受精卵に対し本人の核（この中に遺伝子の大半があります）を捨て、代わりに他人の体細胞の核を入れて作成します。ただしこの方法はかなり自然の摂理に逆らっているようで、未解決な点が多く成功率もまだ低いです。未解決な問題点の代表が、テロメアです（p.144）。入れた他人の遺伝子は成体のものなので、テロメアは既に短くなっていることが予想されます。

➡他人の遺伝子を丸ごとそっくりそのまま入れ代えたのが、クローン動物である。

テロメアなどの問題点が未解決であり、安全（？）なクローン人間作製はまだ当分は無理だと思っていいでしょう。クローン人間というと悪魔の再来のようにいわれることもあるようですが、倫理的な問題を別にすれば、中身（？）は一卵性双生児と同じです。もしあなたのクローン人間ができたとすると、それはあなたに年下の一卵性双生児の弟妹が生まれたのと同じことであり、その弟妹は双子のくせに年下なだけです。

➡クローン人間とは、あなたの年下の一卵性双生児の弟妹のことである。

●再生医療

　トカゲのしっぽは、切れてもまた生えてきますね。トカゲほど強くはないですが、ヒトにも組織の再生能はあります。皮膚の小さな切り傷くらいなら、自然に治りますよね。このように、完璧ではないにしろ、ヒトでも傷ついた組織は速やかに修復され、元どおりになろうとします。この組織再生能こそが、いろんな病気からの回復を可能にする修復機構なのです。この本来の修復機構を手伝ってあげることにより、病気により受けた損傷をあたかもトカゲがしっぽを再生させるように治療することを、再生医療といいます。この再生医療は、今まで治療法のなかったたくさんの難病に対する新しい治療法になると期待されており、これからの医学の中心的課題になっています。病気や老化で痛めつけられた内臓や神経、なくなった骨、血の通わなくなった組織などが、元通りに再生できたらすごいと思いませんか。

　➡病気により受けた損傷を元通りにするのが再生医療。

　動脈硬化などで血管がふさがってしまい、血液の供給が不十分になった状態を虚血といいます。虚血に対する治療法は新しく血管を作ってあげることです。この新しく血管を作ることというのは、再生医療ですね。

　新しく血管を作る方法には、いろいろな方法があります。1つの方法は血管の細胞の幹細胞を投与することです。もう1つの方法は、「血管を新しく作りなさい」という命令を持った遺伝子を投与することです。これは遺伝子治療です。遺伝子を投与しても、やはり新しく血管を作ることができます。

　➡遺伝子治療は再生医療に用いられる。

　再生医療における遺伝子治療の例をお見せしましょう（図2）。ウサギを用いた実験です。まず足を虚血の状態にします。そして治療のために、このウサギに「血管を新しく作りなさい」という命令を持った遺伝子を投与すると、新しい血管ができてきて、足の虚血がかなり改善します。図2にウサギの足の動脈のX線造影像を示しますが、遺伝子治療により血管が増えている様子が見えると思います。なお造影手技に関してはp.186を参照してください。

　➡遺伝子治療の効果は証明されている。

図2　虚血に対する遺伝子治療の効果

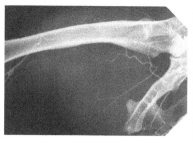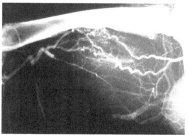

▶血液を供給している動脈が詰まってしまったり、狭くなって流れる血液量が少なくなってしまった状態を虚血といいます。左が足に虚血を持ったウサギ、右が遺伝子治療を行なったウサギの動脈のX線造影像。白い線が動脈です。遺伝子治療により新しい動脈ができているのが観察されます。（自験例）

　再生医療は現在非常な勢いで研究が進められています。特に、血管・骨・皮膚などの再生医療は、もうすでに行われています。

　再生医療が進歩したら、これまで治せなかった難病を治せるようになるだけではなく、治ったあとの患者の生活の質（QOL）がよくなることが予想されます。これは日本の将来において、健康な長寿社会を築くうえで、非常に役立つものと期待されています。

　➡再生医療は、治ったあとの生活の質も向上させる。

炎症

花粉症も肺炎もしくみは同じ

● 手をぶつけると

たとえば、手を強くぶつけると、その部位は、痛くなって、赤くなって、熱を持ち、腫れます。場合によっては手の機能が低下します。これは「打撲」という物理的な刺激によって引き起こされた生体反応です。皮膚は、打撲に限らず他の刺激、たとえば熱い鍋に触ったり（熱）、強い酸性の薬品がかかったり（化学物質）、蜂にさされたり（生物毒）、切り傷が化膿したり（創の細菌感染）、などのときでも程度の差こそあれほぼ同じような反応を示します。つまりいずれも、痛くなって、赤くなって、熱を持ち、腫れて、場合によっては機能障害を起こします。

➡手をぶつけると、痛くなって、赤くなって、熱を持って、腫れる。

このように、生体に対してなんらかの刺激が加えられた時には、生体組織はある一定の決まった反応を示します。上記のこの反応を炎症といいます。原因が何であれ、結局生体は同じような反応を示している点に注目してください。

➡炎症反応はどんな原因でも起こり、その原因にかかわらず同じ反応を示す。

● △△炎

上記に皮膚における炎症の例を示しましたが、他の臓器や組織でもまったく同じことが起こります。皮膚炎だけでなく、たとえば肺炎、胃炎、肝炎、膵炎、腎炎、膀胱炎、結膜炎、関節炎なども、すべて程度の差こそあれ、痛くなって、赤くなって、熱を持って、腫れるのです。手をぶつけたときと同じような4つの変化が起こっています。肺炎では肺で、関節炎では関節で、結膜炎では目の結膜で起こっているのです。体の部位名に「炎」をくっつけると、もっともらしい病名になる所以です。

➡炎症反応は体のどこでも起こり、その部位にかかわらず同じ反応を示す。

炎症部位では、なぜこの4つの変化が起こるのでしょうか？　まず、痛くなるのはその部位の神経を刺激しているからです。そして、赤くなるのは血流が増えるからです。血管が拡張して流れる血液量が増えるので赤味が増すわけです。血液は酸素だけでなく熱も運んでいます。ですから血流が増えると体表面の部位（ここは深部体温よりも通常低い）は大量の血液により暖められ、熱を持っているように感じます。また腫れるのは、血管外に水分が出てくるからです。むくみ（p.17）の一種ですが、毛細血管のスキマが広がったと思ってください。ですから水だけでなくアルブミンのような蛋白質も血管外に出てきます。p.17ではアルブミンは血管内にとどまっていますが、今回の炎症ではアルブミンは血管外に出てくる、というのが非常に重要で大きな違いです。このようにむくみには大きく2種類があり、膠質浸透圧低下によるものと炎症によるものです。

　➡炎症のむくみの水分は蛋白質を含んでいる。

● 修復機構

　炎症部位では、その部位に起こった変化を元に戻そうとしています。すなわち、白血球などの免疫細胞が、バイ菌がいれば殺そうと、壊れた組織があれば修復しようと活発に働いています。免疫細胞たちはいろんな物質を分泌することにより、バイ菌を殺したり壊れた組織を修復していきます。この分泌される物質を総称してサイトカインといいます。このサイトカインが、痛覚神経を刺激したり、血管を拡張させたり、血管のスキマを広げたりします。その結果、炎症部位は、痛くなって、赤くなって、熱を持ち、腫れてくるわけです。

　➡免疫細胞がサイトカインを分泌することにより炎症が起こっている。

● 抗炎症薬

　炎症が強いと、痛みや腫れがひどすぎたりして、ちょっと苦痛のことがあります。そこで使われる薬が抗炎症薬です。アスピリン、ロキソニン®、ステロイド薬などが有名ですね。これらの薬は免疫細胞の働きを抑えて、炎症を軽減します。しかし、そもそも炎症というのは生体の防御反応です。よって抗炎症薬は、確かに痛みや腫れを軽減してくれるのですが、修復力や防御力も同時に低下させてしまうので、上手に使う必要があります。

　➡抗炎症薬は使いすぎると、修復力や防御力が減弱する。

みんな同じ

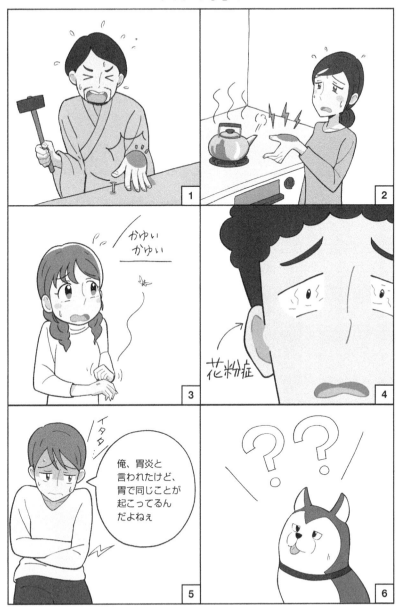

打撲も、やけども、虫刺されも、花粉症（結膜炎）も、そして胃炎も、すべて、痛くなって（かゆくなって）、赤くなって、熱を持ち、腫れる、という同じ反応です。パブロフには、これらはすべて同じものに見えているようです。

病原体の種類

ウイルスは進化しすぎた生物

● 病原体の目的

　一般に病原性をもつ微生物などを病原体といいます。感染症を引き起こす病原体は、寄生虫のように大きなものからウイルスのようにきわめて小さなものまで多種多様です。病原体にも生きる目的があります。それは一般的な生物とまったく同じで、自分の子孫や遺伝子を後世に残すことです。宿主（感染症を起こした相手）に病気を起こすことではありません。

　➡病原体が生きていく目的は自分の子孫や遺伝子を残すこと。

　たとえば寄生虫は通常は宿主を殺しません。といいますか、宿主を殺してはいけないのです。なぜなら、宿主が死ねば自分も死なざるをえないからです。宿主からは栄養をもらうが殺しはしない──これがまっとうな寄生虫道です。さて目を転じて、地球と人間の関係を考えてみましょう。地球から見れば人間なんて寄生虫みたいなものです。ですから人間は地球を殺してはいけないんですよ。

　➡人間は地球の寄生虫。

● 病原体の代表

　病原体の代表が細菌（バクテリア）です。単細胞生物であり、大きさは約1μmなので光学顕微鏡でかろうじて見えます。細胞内に核やミトコンドリアなどは持っておらず、生物としてはヒトの細胞などよりはずっと原始的な生き物です。細菌はその形により球菌と桿菌に分けられます。また両者ともグラム染色という方法によりグラム陽性菌とグラム陰性菌とにも分けられます。その結果、細菌は大きく4種類に分けられることになります。ある感染症で原因菌らしい菌が見つかったとき、「グラム陽性球菌」とか「グラム陰性桿菌」などと分けて治療方針を決定していきます。また、細菌の仲間ではありますが一般細菌とはちょっと違った菌に、クラミジア

やリケッチアなどがあります。

→病原体の代表が細菌。

　一般細菌より少し高等な病原体に、カビと酵母の仲間がいます。これら
を真菌といい、水虫を起こす白癬菌や膣炎などを起こすカンジダが代表で
す。真菌を植物に近い病原体と考えるなら、動物に近い病原体としては原
虫があります。トリコモナスやマラリア原虫などが代表です。アメーバー
も原虫の一種で、赤痢を起こしたり、コンタクトレンズによる角膜炎を起
こしたりします。

→真菌や原虫は細菌よりも進化した高等生物。

●ウイルスは非常にシンプル

　約40億年前に地球上に生命が誕生したときは、おそらく細菌に近い形
の単細胞生物がまず誕生したと思われます。そこから複雑な方向に進化し
た生物が多細胞生物でしょう。そして進化の向きが逆向き、すなわち、よ
りシンプルな方向に進化していった生物がウイルスだといえます。余りに
もシンプルになりすぎて、生物の定義から逸脱している面もあります。

　ウイルスは細菌よりもずっと小さな病原体です。小さすぎて光学顕微鏡
では見えず、電子顕微鏡じゃないと見えません。ウイルスの構造は単純で、
基本的には遺伝子（核酸）とそれを入れる容器および数種類の酵素（蛋白
質）だけからできています。遺伝子に書かれているのはその容器や酵素の
設計図です。そしてある特定の細胞内に入り込み、その細胞内の蛋白合成
などのシステムを勝手に使用して、自分の遺伝子を元に蛋白質を作らせ、
同時に自分の遺伝子の複製もさせます。そして何千何万[*1]という自分の
分身を細胞内に作り、最後にその細胞を破壊してこの多数のウイルスが外
に飛び出してくるわけです。普通の細胞は分裂により1個が2個に増えて
いきますが、ウイルスはいきなり数千倍[*1]になるという増殖の仕方をし
ます[*2]。

→ウイルスは他の細胞に寄生して増殖する。

　　＊1　この数はウイルスの種類により幅があります。
　　＊2　ウイルス遺伝子を宿主細胞の遺伝子に組み込ませる、という方法をとるウ
　　　　イルスもいます。

　普通の細胞の遺伝子は細菌類を含めてすべて DNA です。しかしウイル

スには、遺伝子がDNAのものとRNAのものとがあります。DNAとRNAはどっちが安定だと思いますか？　それは圧倒的にDNAのほうが安定です。ですからウイルス以外のすべての生物は遺伝子にDNAを使っています。RNAを遺伝子として使用すると、遺伝子内容の正確な長期的保持が危うくなります。つまり遺伝子が変化しやすくなるということです。これは生物としては死亡してしまうリスクが非常に高いのですが、まれにいい方向に変化してしまうこともあるわけです。すなわちRNAウイルスは遺伝子の変異スピードが非常に速いのです。RNAウイルスの代表に、インフルエンザウイルス、コロナウイルス、ヒト免疫不全ウイルスなどがありますが、いずれも遺伝子の変異スピードが速すぎて、人間側の予防戦略が間に合わないことが多々あります。

➡ウイルスの変異は速い。特にRNAウイルスは速い。

MEMO　PCR法

　細菌は適切な環境下では、1匹が2匹に、2匹が4匹に、4匹が8匹に……と2^n倍に増えていきます。さて遺伝子（DNA鎖）も、試験管の中でうまく操作すると、そのDNA鎖の本数を2倍にすることができます。そしてこれをn回くり返すと、1本を2本に、2本を4本に、4本を8本に……と2^n倍に増やすことができます。この増幅方法をPCR法といいます。たとえば、あるウイルス遺伝子が鼻汁中に存在するか否かを調べたいとき、このPCR法を40回くり返すと、微量だったウイルス遺伝子は2^{40}倍すなわち約1兆倍に増幅されるので、検出しやすくなります。欠点として、鼻汁採取時等にゴミが混入すると、ゴミ中の核酸断片を増幅してしまうことがあります。また、PCR法でわかるのは鼻汁中にウイルスの「遺伝子の一部」が存在していたか否かだけであり、ウイルスが感染能力を保持しているか否か（要するにウイルスが生きているか否か）まではわかりませんし、ましてやその人が病気か否かの診断はできません。

●寄生虫

　少し寄生虫の話をします。寄生虫の代表といえば蛔虫です。日本人は終戦直後までは、ほぼ全員がこの虫を持っていましたが、現在ではほとんど見かけません。蛔虫は腸の中に住みますが、考えてみると腸の中ってすごく居心地いいんですね。完全冷暖房で、食事は食べ放題、やることといえば子作りだけなんです。天国ですね。ただし腸の上流に向かって常に泳いで（？）いないと下に流され、体外に押し出されてしまいます。ですから蛔虫の運動を麻痺させる薬は、蛔虫駆除薬となります。1匹の雌の蛔虫は

1日に約20万個の卵を産みます。寿命が約1～2年なので、一生のうち生む卵の総数が約1億個です。このうちのたったの2匹（雄と雌）が無事成虫になれれば種の数は保たれるわけです。蛔虫は産卵数が極めて多いので、検便でわりと簡単に虫卵を見つけることができます。

　昔は人糞は大切な肥料でした。この場合、人糞をいきなり畑にまくのではなく、まず、わらなどと混ぜてしばらく発酵させます。このとき、発酵の熱が出て60℃程度に温度が上がり、虫卵は死滅してしまうのです。昔の人の知恵ってすごいですね。

➡蛔虫の産卵数は非常に多い。

寄生虫の中身

　蛔虫は口と消化管と肛門を持っています。ところが吸虫類になると口だけがあって肛門はありません。壺みたいな格好をしています。完全に消化できる物しか周りになく、ウンチをする必要がないんでしょうね。さらにサナダムシの類になると、口さえもなく、腸を裏返しにしたような構造になっています。体の表面からいきなり栄養分を吸収するわけです。じゃあ体の中には何があるのかというと、そのほとんどが生殖器です。しかも雌雄同体で、雄の生殖器と雌の生殖器の両方を持っています。つまりサナダムシとは生殖器を詰め込んだ袋がひも状に連なった物なのです。何か究極の生物って感じがしませんか？

➡サナダムシは口も肛門もなく、雌雄同体。

アニサキス

　最近アニサキスという寄生虫が原因の腹痛をよく見かけるようになりました。アニサキスとはもともとクジラのような海産ほ乳類の胃に寄生する寄生虫です。虫卵は糞便とともに海中に放出され、オキアミなどに食べられ、その体内で幼虫になります。このオキアミがクジラに捕食されると、無事その胃の中で成虫に成長できるわけです。しかしオキアミがサバやイカに捕食されると、その体内では成虫になれず、幼虫のまま留まって寄生を続けます。

➡サバやイカにはアニサキスの幼虫が寄生している。

　ヒトがこれらのサバやイカを刺身で食べた場合、アニサキスの幼虫は生きたまま摂取されることになります。アニサキスにとって、ヒトはクジラ

図1　消化管壁内に潜り込んだアニサキス

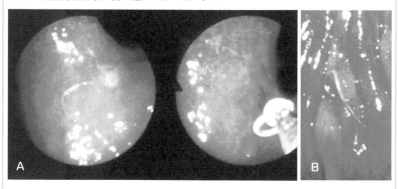

▶A；急な腹痛を訴えた患者の胃内視鏡の写真。左は胃壁内にアニサキス幼虫の影が見える。右は、鉗子を使ってそのアニサキスをつまみ上げたところ。（東海大学消化器内科学教室のご厚意による）B：十二指腸にいたアニサキス。（藤田保健衛生大学堤寛博士のご厚意による）

よりも住み心地がよろしくないようで、胃壁内に潜り込もうとします。潜り込まれたほうはたまったものじゃなく、激痛が生じます。これがアニサキス症で、食後2〜8時間頃に発症します。ただし、すべてのアニサキスの幼虫が急性の症状を起こすわけではないようです。ちなみにヒトの体内では成虫になれません。

　➡アニサキスの幼虫が胃壁に潜り込もうとすると激痛が生じる。

　アニサキスの幼虫はおよそ1〜3cm位の大きさなので、肉眼で見ることができます。腹痛を訴えているアニサキス症の患者さんに胃内視鏡を行うと、胃壁に潜り込もうとしているアニサキスの幼虫を見ることができ、内視鏡の先端にある鉗子（かんし）でその虫体をつまんで取り出すことができます（図1）。これで腹痛は消失します。

　➡アニサキス症の治療は内視鏡で行うことができる。

　アニサキス症にならない方法を考えてみましょう。刺身を食べない。これが一番確実ですが、ちょっと非現実的ですね。熱を加えられるのなら、なるべくそのように調理しましょう。凍らせる方法もありますが、虫体を殺すためにはかなり強力な低温が必要で、−35℃以下15時間程度は必要といわれています。ちなみに食酢では死なないので、シメサバは安心できません。裏技として、イカは食べる前に明るい光に透かして注意深く見る。

アニサキスにやられた？

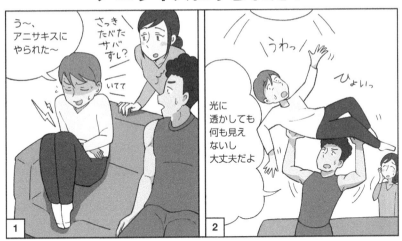

イカの刺身は食べる前に光に透かしてみればいいといいますが、人前では行動にうつしにくいかもしれません。なお、食べたあとに、体ごと透かしても、アニサキスは見えるはずはありません。

アニサキスの幼虫がいれば見えるので、それを包丁の先で2つに切ってしまえば、まあ安全かな。細いイカソーメンはアニサキスごとぶった切るので、これもまあ安全かな。荒技としては、よくよく噛んで食べる。幼虫も一緒にかみ殺してしまえばいいという理屈です（素人にはお勧めしませんが）。

➡アニサキスは家庭用の冷凍庫では死滅しない。

抗菌薬

細菌を殺すには、ヒト細胞との違いを突け

● 抗生物質の攻撃箇所

　抗生物質は、ヒトの体にはほとんど影響を与えることなく細菌だけを殺す都合のいい薬です（図1）*。ではなぜ抗生物質は細菌だけを殺せるのかを考えてみましょう。

　　＊「抗菌薬」と「抗生物質」の定義は少し異なるのですが、皆さんは同じと考えて結構です。

　ヒトの体も細菌も、どちらも細胞から成り立っています。ヒトは動物細胞であり、細菌は細菌細胞です。これらの細胞は同じ構造をしているのでしょうか。実はこの両者の構造は微妙に違うのです。この違いを利用して、動物細胞にはないけれど細菌細胞には必要不可欠なものを攻撃しているのが抗生物質です。

　　➡ヒトの細胞にはないが細菌細胞には必要不可欠なものを攻撃しているのが抗生物質。

　たとえば、細胞は細胞膜という袋に包まれています。ヒトの細胞はこの細胞膜の外側には、もう膜はありません。ところが細菌細胞の細胞膜の外側には、もう1枚厚い膜があり、これは細胞壁と呼ばれています。植物の細胞もよく似た細胞壁を持っています。細菌はこの細胞壁なしでは生きていけません。細胞壁の有無は、ヒトの細胞と細菌細胞との大きな違いです。

　　➡細菌は細胞壁を持っているが、ヒトの細胞は細胞壁を持っていない。

　もし細菌の細胞壁を壊したらどうなるでしょう。細胞壁をなくした細菌はもう生きてゆけず、死滅してしまいます。ヒトの細胞の細胞壁を壊したらどうなるでしょう……どうもなりません。そもそもヒトの細胞は細胞壁を持っていないのですから。そこで、細胞の細胞壁を壊すような薬をヒトに投与すると、ヒトの細胞には影響がないまま、細菌細胞だけを殺すこと

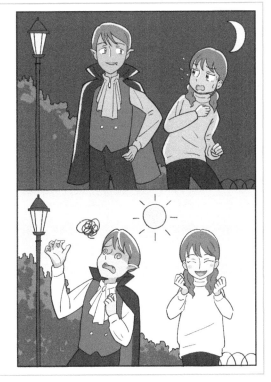

図1　抗生物質の作用点

▶日光はヒトには害を与えず、ドラキュラだけをやっつけます。

抗生物質も、ヒトの体にはほとんど害を与えず、細菌だけを、やっつけます。

ができます。このように細菌細胞に対し、動物細胞との相違点を攻撃するのが抗生物質の原理です。ペニシリンはこの細胞壁の合成を邪魔する薬です。ペニシリンというのは1つの薬の名前ではなく、薬のグループ名です。ペニシリングループの中にはたくさんの薬剤があります。

　➡ペニシリンは細胞壁の合成をブロックしている。

　ペニシリンを例にして、抗菌薬が細菌を殺すしくみを説明しました。細胞壁以外にも、動物細胞と細菌細胞との相違点はたくさんあります。これらの違いをうまく突いて、たくさんの抗生物質が開発されています。細菌の中にはもともと細胞壁を持っていない細菌もいます。その代表が性行為感染症で有名なクラミジアです。クラミジアには細胞壁が無いのでペニシリンは無効です。ですからクラミジアになったからといってペニシリンをこっそり飲んでも治りませんよ。

　➡抗生物質はすべての細菌に有効というわけではない。

雨なんか平気

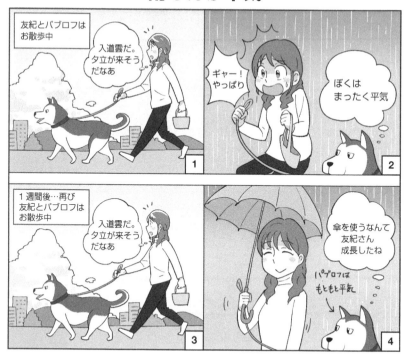

耐性菌；細菌は抗生物質にやられっぱなしではなく、耐性を獲得することがあります。友紀が細菌、バブロフがヒトの細胞、雨が抗生物質と考えてみましょう。友紀は雨が苦手ですが、そのうち傘を持ち歩きするようになりました。傘を持っていれば、雨なんかへっちゃらです。

●細菌の反撃

　細菌もペニシリンにやられっぱなしではありません。ある細菌はペニシリンを分解する能力を獲得してしまいました。これがペニシリンが効かない細菌、すなわちペニシリン耐性菌です。このような菌にはもっと強力な抗生物質が必要です。すると、このもっと強力な抗生物質に対しても耐性を持った菌が現れました。このような菌にはもっともっと強力な抗生物質が必要です。そして、このもっともっと強力な抗生物質に対しても耐性を持った菌が現れました……。このような、新しい抗生物質とその耐性菌とのイタチゴッコが、現在行われている最中です。

　➡細菌は抗生物質への耐性を獲得することがある。

　メチシリンというペニシリンの親戚の抗生物質があります。また、細菌

の代表に黄色ブドウ球菌という細菌がありまして、この細菌の中にメチシリンに耐性を示すものが出現しました。これをメチシリン耐性黄色ブドウ球菌、略して MRSA（エムアールエスエー）といいます。また、ペニシリンを分解できる特殊な遺伝子を持った ESBL 産生菌とよばれる耐性菌もいます。ESBL 産生菌は大腸菌などに多いのですが、この遺伝子の困った点は大腸菌から肺炎桿菌へのように菌種を超えて移動できることです。MRSA や ESBL 産生菌には、ペニシリンだけでなく他の抗生物質も効きにくく、臨床の現場でやっかいな存在になっています。

➡ MRSA や ESBL 産生菌には抗生物質が効きにくい。

●ウイルスと細菌

　ウイルスは細菌とはまったく別のものです。細菌は細胞でしたが、ウイルスは細胞ではありません。核酸を入れた蛋白質の容器といった感じの、生物と非生物の中間にある物体です（p.169）。一般の抗生物質は、細菌という「細胞」を殺すように作られているので、ウイルスには効果がありません。普通の「風邪」のほとんどはウイルスによるものです。したがって、風邪にかかったときに抗生物質を飲んでも、風邪ウイルスは殺せないので風邪は治りません。同様にインフルエンザや新型コロナウイルスに感染したときも、一般の抗生物質は無効です。

➡一般の抗生物質はウイルスには効果がない。

●抗ウイルス薬

　ウイルスは細胞に感染してその細胞内で増殖します。一般のウイルスには「細胞内に侵入する」「細胞に自分と同じものを作らせる」「細胞から飛び出す」という 3 つの大きな仕事があります。その遂行にはウイルス特有の酵素（これは蛋白質です）が必要です。そこで抗ウイルス薬は、このウイルスに特有な酵素をブロックすることにより効果を発揮しています。すなわち「細胞内に侵入させない」「細胞にウイルスと同じものを作らせない」「細胞から飛び出させない」です。しかしながら、ウイルスだけに作用する薬は作るのがなかなか難しく、今のところ抗ウイルス薬は種類も少なく切れ味もあまり鋭くないのが現状です。

➡ウイルス退治の道のりは険しい。

Physiology 33

漢方治療

自然治癒力を引き出す治療法

●漢方治療と民間療法

西洋医学の治療法は病名や症状に対しての治療が主体なのに対し、漢方治療は恒常性（こうじょうせい）（ホメオスターシス）の維持に主眼をおいた、いわば自然治癒力を引き出すという治療法です。漢方治療は医学界でもちゃんと認められた治療法です。その証拠に健康保険で漢方治療を受けることができます。漢方治療とよく混同されるものに民間療法があります。民間療法とは、ドクダミを煎じて飲むといったおばあちゃんの知恵的なものや、ある特殊な食品等でがんやアレルギーがみるみる治った！　といったもののことです。これらは漢方療法とは異なったものであり、医学界でも認められていません。

➡漢方治療と民間療法とは、異なるものである。

●証をたてる

漢方では「証（しょう）」という考え方をします。証とは体調や病気の勢いなどを測るものさしのようなもので、「証をたてる」といった表現をします。証は奥が深いのですが、ごくごく簡単に解説しますと図1のように、病勢や体調を分類します。

図1　証とは？

陰・陽	病気の時期で、 病気と闘っている急性期が陽、 病気の慢性期が陰。
虚・実	病気に対する抵抗力の有無。 抵抗力があれば実、 なければ虚。
寒・熱	患者が熱感を訴えれば、熱。 寒気を訴えれば寒。
表・裏	病気の位置で、 体の表面（皮膚や関節）は表、 深部（内臓関係）は裏。

これ以外にも、気・血・水などといった、ものさしがあります。これらを組み合わせて、薬の適応を考えていきます。たとえば風邪によく効く葛根湯という漢方薬がありますが、この葛根湯は陽実のときに用います。したがって、風邪にかかって日数がたってしまったり、虚弱体質の人にはあまり効きません。このように同じ薬でも、それが有効な人とそうでない人が存在するのです。

　➡漢方治療では証という考え方をする。

●漢方薬のいろいろ

　漢方薬には、自然の植物・動物・鉱物をほとんどそのまま使用しています。したがって漢方薬の成分には、多種多様なものが混在しています。未知のものもたくさん含まれているはずです。一方、西洋医学の薬剤は、単一物質からできています。これは人工合成もしくは植物・動物・鉱物から精製したものです。

　たとえば葛根湯は、葛根（クズの根）、シナモン、生姜、なつめ、芍薬、甘草、麻黄の７種類の植物の、ある特定の部分をある一定割合で混ぜ合わせたものです。甘草と麻黄は薬草といえますが、他の５つはごくありふれた草花です。これらはいずれも単独では風邪にはほとんど効きません。特殊な効果を発現させるために、どの草のどの部分をどの割合で混ぜ合わせればよい、ということを発見したのは、すごいことだと思います。

　➡漢方薬では、自然の植物・動物・鉱物をほとんどそのまま使用している。

　漢方薬には副作用がないというのはウソです。ちゃんと副作用はあります。先ほどの葛根湯には麻黄が使われていますが、この麻黄にはエフェドリンというアドレナリン（p.83）とよく似た成分が含まれています。麻黄から精製したエフェドリンは、西洋医学の治療薬として喘息などによく使われています。このエフェドリンが葛根湯にも含まれているので、エフェドリンの副作用と同じ副作用、たとえば動悸や不眠などが葛根湯でも出ることがあります。

　➡漢方薬にも副作用はある。

　西洋医学の経口薬は、食後に服用するものがほとんどです。ところが漢方薬の大半は食前または食間に服用します。この理由は空腹時のほうが吸収がよいからといわれています。

良薬口に苦し

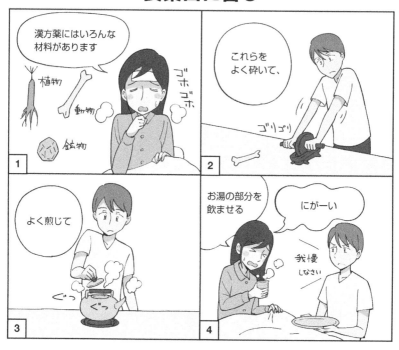

1　漢方薬にはいろんな材料があります

植物　動物　鉱物　ゴホゴホ

2　これらをよく砕いて、　ゴリゴリ

3　よく煎じて　ぐっ　ぐっ

4　お湯の部分を飲ませる　にがーい　我慢しなさい

　△△湯と名前のついた漢方薬は、もともと煎じ薬です。大量のお湯の中に溶け出した成分を飲んでいました。大量のお湯は、食前なら飲めても、食後は満腹となりもう飲めないでしょう。このようなことも、食前服用の理由かもしれません。現在、病院で処方される漢方薬のほとんどは、このお湯の成分を乾燥させたものです。インスタントコーヒーとほぼ同じやり方です。たとえ顆粒状に加工してあっても、そもそも漢方薬というものはお湯に溶いて食前または食間に飲むのが本来の飲み方である、いうことは知っておいてください。例外はありますが。

➡漢方薬は食前または食間に飲む。

[参考：今日の治療薬　解説と便覧、南江堂]

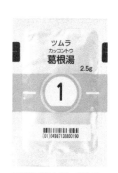

ツムラ　カッコントウ　葛根湯　2.5g

1

(01)04987138800190

医療用漢方薬の葛根湯
（㈱ツムラ提供）

麻薬の不正使用

●麻薬の性質

　麻薬は臨床現場でよく使われており、咳止め、痛み止め、手術の麻酔などになくてはならない薬です。脳で作られるエンドルフィン（p.96）と同じような作用を引き起こすと考えられています。しかし、麻薬には習慣性があり、乱用されやすいという困った性質があります。心と体の両者が、やめたくてもやめられない状態になってしまうのです。その結果、個人や社会に大きな害を及ぼす可能性があるので、法律でその取り扱いが厳しく制限されています。にもかかわらず、非合法の使用がみられ、それが大きな社会問題になっています。ここでは、密造・密売・不正使用されている麻薬類について、少し解説してみます。

　➡麻薬類は精神・身体の両方に依存性が生じる。

●アヘン（阿片）

　ケシという植物のケシ坊主（子房が大きく成熟したもの）に切り傷を浅くつけると、そこから乳液がしみ出てきます。この乳液にはモルヒネをはじめ20数種の成分が含まれており、これを固めたものをアヘンといいます。アヘンは吸煙して使用します。このアヘンから鎮痛効果

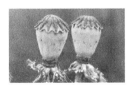

ケシ坊主
（厚生労働省HPより）

を持つ成分を分離精製したものがモルヒネです。モルヒネは医療用の鎮痛薬として正式に使われています。なお、一般の花屋で売られているヒナゲシは、植物の分類ではケシ類に入りますが、アヘンは含んでいません。

　➡アヘンはケシから採ったもので、モルヒネを含んでいる。

●ヘロイン

　外国のスパイ映画なんかによく登場しますね。ヘロインは上記のモルヒ

ネを材料にして、化学的に作り上げた半合成麻薬です。モルヒネの数倍の鎮痛効果を持っていますが、副作用は、さらにその数倍強くなっています。そのため医療用にはまったく使われておらず、すべてが密造品です。ヘロインは効果が強いため、使用量はごく少量ですみます。ヘロインにコカインを混ぜたものは一時アメリカで大流行し、隠語で「スピードボール」と呼ばれています。

➡ヘロインはモルヒネを化学的に作りかえたものである。

● コカイン

コカインは中南米で生育するコカという木の葉に含まれており、局所麻酔薬（小さな切開手術などのときに、皮膚に注射して用いる痛み止めのこと）の仲間です。隠語で「スノー」と呼ばれ、鼻粘膜から吸収させ使用します。コカインに重曹を混ぜたものは吸煙用であり、隠語で

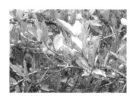

実をつけたコカの木
（警察庁提供）

「クラック」と呼ばれています。コカインも医療用に使っていたことがあります。

➡コカインは局所麻酔薬の一種である。

● 覚醒剤

覚醒剤はアンフェタミンおよびメタンフェタミンという2種類の薬品のことで、アドレナリン（p.83）の仲間です。隠語で「シャブ」と呼ばれます。終戦直後まで、ヒロポンという商品名で実際に市販されていましたが、現在は治療にはまったく使われていません。国内で出回っているものは、ほとんど密輸品と思われます。覚醒剤は中枢神経に作用し、興奮状態をもたらしたり、食欲を減退させます。覚醒剤の場合、薬の使用をたとえやめても、その後突然幻覚などが現れ、錯乱状態に陥ることが何度も起こります。この現象をフラッシュバックといい、一生つきまとうので、覚醒剤経験者の社会復帰を妨げる大きな原因になっています。

➡覚醒剤はアドレナリンの仲間である。

● LSD

正式名称をLSD-25といい、精神病の研究目的で植物から合成されました。LSDは色彩に富んだ強い幻覚を引き起こします。LSDにもフラッシュ

バックがみられます。医療ではまったく使われません。

→ LSD は色彩に富んだ幻覚を引き起こす。

●大麻

大麻の葉や花穂（かすい）を乾燥させたものが「マリファナ」であり、大麻樹脂を固めたものは「ハシシュ」と呼ばれます。いずれも吸煙して使用します。野生の大麻は日本にも見られますが、大麻の不正栽培は密売や所持よりも重い刑となります。面白半分に育てたりしないこと。なお、繊維を採る目的で栽培されている日本の大麻には、幻覚成分は含まれていないので、この葉を吸煙しても無駄です。

→乾燥大麻がマリファナである。

●向精神薬と有機溶媒

向精神薬やシンナー・トルエンなどの有機溶媒にも幻覚作用があるため、その保管には法律の規定があります。麻薬や覚醒剤の中毒者は、過去に有機溶媒乱用の経験がある人が非常に多いようです。つまり、麻薬中毒の入門編として、シンナーなどは使用されやすいということです。シンナーならいいやという軽い気持ちで手を出すと、その先には地獄が待っています。

麻薬類は経口投与でも効果が得られますが、中毒者は注射（静脈内注射）を好みます。その理由は、少量で、つまりより少ない費用で高い効果が得られるからです。

→麻薬中毒者は過去にシンナーを経験している人が多い。

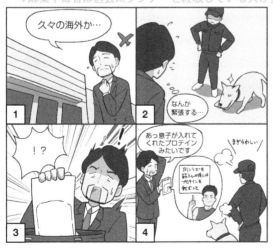

麻薬不法所持疑惑

麻薬には決して手を出さないこと。また、いつのまにか運び屋にされてしまうケースもあるので、くれぐれも御用心を。

放射線の医学応用

ピタリとわかる画像診断

● 電磁波の種類

医学分野では X 線が診断にも治療にも使われています。馴染みのあるところでは、健康診断での胸部レントゲン撮影、歯科治療でのレントゲン撮影などがあります。これらは X 線を利用しています。X 線は電磁波という波であり、光や電波の仲間です。波ですから電磁波の種類を波長で分けることができ、それぞれ特有の性質を持っています。電磁波は波長の長い順に、電波＞赤外線＞可視光線＞紫外線＞ X 線に分けられます（図1）。

➡ X 線は電磁波であり、可視光線と同じ仲間である。

金属の棒、たとえば火箸（ひばし）を炎の中に突っ込んだとしましょう。やがて火箸は真っ赤に焼けてきます。ここでこの焼け火箸を取り出してくわしく観察してみましょう。まず手を近づけると熱く感じます。そして赤く光っています。このことは何を意味しているでしょうか。熱く感じるということは熱を発しているということ、赤く光っているということは光を発しているということです。そして炎に突っ込んだということは、エネルギーを火箸に与えたということです。話を整理すると、火箸にエネルギーを与えたら熱と光を発した、ということですね。この火箸から出た赤い光は電磁波です。火箸にエネルギーを与えたら、電磁波が出たのです。X 線と同じ仲

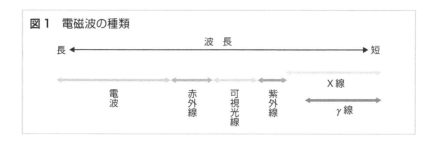

図1　電磁波の種類

波　長

長 ←　　　　　　　　　　　　　　　　　　→ 短

電波　　赤外線　　可視光線　　紫外線

X 線

γ 線

間の電磁波が出たのです。

● X 線発生のしくみ

　レントゲン写真を撮る X 線発生装置も、焼け火箸と同じ理屈です。金属棒に熱を加えると赤い光という電磁波が出るように、特殊な金属製の電極に数万ボルトの高電圧をかけると X 線という電磁波が出るのです。高電圧をかけることはエネルギーを与えることであり、火箸を炎に突っ込むのと同じことです。電圧を上げれば上げるほど波長の短い X 線が出ます。

　すべての物質は、「原子」が集まってできたものです。水素原子、酸素原子、炭素原子など聞いたことがあるでしょう。原子は、原子核とその周りを回っている電子で構成されています。原子核は陽子と中性子の集団です。この陽子の数で原子の

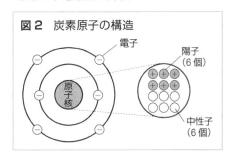

図2　炭素原子の構造

電子
陽子（6個）
原子核
中性子（6個）

種類が決まり、水素は 1 個、炭素は 6 個、酸素は 8 個です。この数値が原子番号と呼ばれるものです。そしてこの原子核の周りを、陽子と同じ数の電子がぐるぐる回っています（図2）。

　X 線と γ 線はどちらも波長の短い電磁波です。エネルギーが高まったとき、電子から出た電磁波を X 線、原子核から出た電磁波を γ 線といいます。つまり電磁波の発生場所が違うだけで、出てきた電磁波自体はどちらも同じものです。レントゲン用の X 線発生装置は、電気（電子の流れ）により、原子核の周りを回っている電子にエネルギーを与えて、電磁波（X 線）を出しているものです。ラジウムのようなものは、そのままでもすでにエネルギーが非常に高く、原子核から電磁波（γ 線）が出てきます。石ころが最初から真っ赤に焼けているとイメージしてみてください。この焼けた石は冷えるまでに数万年もかかる場合があります。

● 単純 X 線撮影

　単純なレントゲン撮影では、X 線を人体にあて、透過してきた X 線を捉えています。透過してきた X 線の量が体のアッチとコッチとでは異なっているので、この差を利用して画像を形成します。

　X 線の透過の程度は、物質の組成成分と密度とに関連します。原子番号の小さい元素ほど、そして密度の小さいものほどよく透過します。したがって透過の程度は、空気＞水＞骨の順です。人体の組成はほとんどが水です。一般臓器も筋肉も血管も主成分は水（水素と酸素）なので、単純なレントゲン撮影ではほとんど一様に見えてしまいます。これに対し、骨は主成分はカルシウム（原子番号 20）で、しかも高密度です。ですから骨の影はよく写ります。また肺には空気が多く含まれるので、肺の血管は浮き出て写ります。肺炎があるとその部分の水分が多くなりますし、結核などで空洞ができると、そこは空気しかありません。このような変化は画像として容易に捉えることができます。

　　➡ X 線の透過の程度は、空気＞水＞骨の順

　X 線の透過力が強いことはよくご存じでしょう。人体なんぞ難なく透過すると思っていませんか。ところが、診療に使われている X 線の透過力は、実はそれほど強くはありません。水の場合、大体 2 cm の厚さがあると半分しか通過できません。つまり透過する X 線の量は 2 cm 進むごとに半分に減ってしまいます。厚さ 4 cm の腕なら通り抜けた後は 1/4 に減っていますし、厚さ 20 cm の腹部は 1/2 の 10 乗の量、つまりわずか約 1000 分の 1 の X 線しか通り抜けません。医療で使う撮影システムには、この 1000 分の 1 に減った X 線で画像を形成する能力が必要なのです。

　　➡診療用 X 線の人体に対する透過力は、それほど強くない。

● 造影法

　胃もその周りの組織も、主成分は同じ水なので、そのまま X 線撮影をしても胃の像は浮き出てきません。X 線を通しにくい物質を飲ませれば、その影を捉えることにより胃の形状を浮き出たせることができます。これが造影法です。X 線を通しにくい物質を造影剤といいます。原子番号が多い元素ほど X 線を通さないので、造影剤の主成分にはバリウム（原子番号 56）やヨウ素（原子番号 53）のような原子番号が多い元素を使用します。

消化管の場合はバリウムの化合物を使うことが多いです。胃の検査で白い液体を飲んだことがある人も多いでしょう。また肺以外の組織では、血管もその周りの組織も主成分は同じ水なので、そのまま撮影しても血管の像は浮き出てきません。そこで血管を見るためには、血管内にやはり造影剤を入れて血管を浮き出たせます（p.163）。血管造影にはヨウ素の化合物を使います。バリウム造影剤は、水に溶けないので血管内には注入できないからです。がんを疑った患者に、この血管造影を行い、がん組織に特有な血管像を撮影することにより、がんの診断を行うこともあります。

鉛（原子番号82）はきわめてX線を通しにくいので、X線の遮蔽は鉛で行っています。

➡消化管や血管は、造影法を用いてその形状を浮き立たせる。

● X線CT

普通のレントゲン画像というものは人体を透過してきたX線を1枚の写真に収めています。たとえば胸部の正面からのX線写真で何かが写っていた場合、それが左右どちらにあるかはわかっても、前（腹側）にあるのか後（背中側）にあるのかという前後関係は、正面からの写真1枚だけではわかりません。そこで横からもう1枚写真を撮ってみると、それが前後のどちらにあるかはわかりますね。もっと正確に位置や

図3　脳のX線CT画像

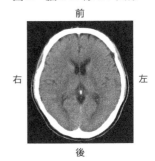

前

右　　　　　　左

後

（末吉信之博士のご厚意による）

形の情報を得るためには、45度の斜めからの写真をもう1枚追加してみることです。さらにもっともっと正確で詳細な情報を得るためには、どうしたらいいでしょうか。その1つの方法は、1度ずつずらして全方向からまんべんなく、180枚の写真を撮ることです。そしてこれらの全方向からの画像をコンピューターを用いて組み合わせると、非常に精密な人体構成を示した画像を合成することができます。たとえば人体の輪切りの画像や、人体内部の3次元画像をも構築することができます。しかも骨はもちろんのこと、脂肪・筋肉・血管・臓器といったものを区別して描出させることが可能です。これをX線CT（図3）といい、医学の診断方法に革命を起

こしました。原理だけは 1950 年代に日本人が思いついていたのですが、実用化したのは英国で、しかも 1970 年代になってからです。実用化までに時間がかかった理由は、画像合成にはコンピューターによる複雑な計算が必須であり、1970 年代になってやっとコンピューターの発達が追いついたからです。この X 線 CT の機器は、現在も日進月歩で改良が続いており、常に最新鋭の機器が開発中です（p.190 図 6）。CT は computed tomography（コンピューター断層撮影法）の略です。

　⇒ X 線 CT は体の輪切りの画像が得られる。

● MRI

MRI（magnetic resonance imaging、磁気共鳴映像法）でも X 線 CT とよく似た画像が得られます（図 4）。MRI では放射線は用いません。代わりに、非常に強い磁場に人体を置きます。この状態で特定周波数の電波をあてると、体を構成している水素原子に共振が生じます。MRI はこの水素原子の共振の程度を画像として描出したものです。MRI では組織の微妙な変化を見ることができ、放射線の被曝もありませ

図 4　脳の MRI 画像

前

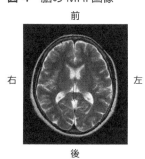

右　　　　　　　　左

後

▶図 3 と同じ人のほぼ同じ部位
（末吉信之博士のご厚意による）

ん。ただし装置は X 線 CT より高価です。非常に強力な磁石が必要なため、超伝導式の電磁石を用いることもあります。

　⇒ MRI は磁石を使用して、体の輪切りの画像を得ている。

● 核医学検査と PET 検査

放射線を出す物質（放射性同位元素、ラジオアイソトープ：RI）をごく少量体内に注射し、そこから出る放射線を専用のカメラで捉えると、がんの病巣や肝臓、心臓などだけを選び出して抽出し画像化することができます。これを核医学検査といいます。

核医学検査の中でも、陽電子（ポジトロン、プラスの荷電をもった電子）を放出する放射性同位元素を投与し、その体内分布を画像化する新しい診断法を PET（positron emission tomography）といいます。腫瘍の性質（悪性度）や転移・再発巣の診断に有効です。また、この検査装置を使うと、

脳の活動度も画像としてみることが可能で、たとえば、計算をさせると左大脳が赤く見え、音楽を聴くと右大脳が赤く見えたりします。PET は MRI よりさらに高価です。

➡ PET では脳の活動度がわかる。

●超音波検査（エコー検査）

音は振動でしたね。聴覚（p.99）のところを思い出してください。ヒトの体は、臓器や組織ごとに音の伝わり方が微妙に違います。音に対するこの違いを利用して、超音波（非常に周波数の高い音）を用いて体の断面を描出したものが、超音波検査です。漁業で使う魚群探知機と原理は同じです。音の反射を調べているのでエコーともいいます。体の表面からあてた音は、空気や固体は伝わりません。したがって、超音波検査の対象臓器は、

図5 胆嚢のエコー図

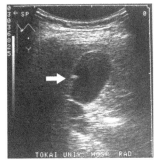

▶胆嚢内に小さなポリープが見える（矢印）。（東海大学岩田美郎博士のご厚意による）

肺と腸（いずれも中に空気を含んでいる）と骨以外の臓器です。その中でも特に、心臓、肝臓、胆嚢（図5）、子宮などの検査で威力を発揮しています。超音波検査の最大の長所は、重大な副作用がないということです。照射しているのは単なる音ですから。

➡超音波検査では音を使用して、体の断面の画像を得ている。

●画像診断

一般の血液検査では、血液中のさまざまな物質の量を調べ、その検査結果は「数値」として表されます。たとえば血糖値が 100 mg/dL とか AST が 30 単位/L などです。これに対し、単純 X 線写真、X 線 CT、MRI、超音波検査などでは、その検査結果は「画像」として出てきます。したがって、X 線検査、MRI、超音波検査などを画像診断といいます（図3〜図6）。医療の分野ではこの画像診断の占める位置は大きく、またその技術はめざましい進歩を続けています。

➡画像診断法には単純 X 線写真、血管造影、X 線 CT、MRI、超音波検査などがある。

図6　単純X線写真、X線CT、MRI画像の見え方の違い

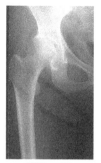

[単純X線]

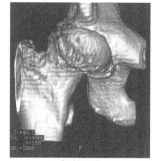

[X線CT]

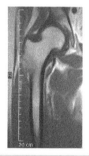

◀[MRI]

この3枚の画像は同じ患者の右股関節を3つの方法で撮ったものです。X線CTは図3（p.187）のような単なる断面ではなく、骨の部分だけをコンピューターを使って三次元的に再構築してあります。
（岡部病院のご厚意による）

●放射線治療

　放射線は細胞に対して障害を起こします。これは、放射線により細胞内にフリーラジカルが生じ、このフリーラジカルが細胞に対してダメージを与えているから、と考えられています（p.158）。このダメージは特に遺伝子に対して強いようです。大量の放射線を細胞に照射すると、その細胞は死んでしまうので、放射線でがん細胞を殺すことができます。これががんの放射線治療です。がんの種類により、放射線に対して強いがんと、弱いがんとがあります。これはがん組織内の酸素濃度に関係があるようです。当然、放射線に弱いがんのほうが、放射線治療の効果は高く出ます。放射線治療においては、放射線をがん組織だけに集中してあて、正常部分にはなるべくあてないような工夫をしています。治療に用いる放射線には、γ線のような電磁波だけでなく、電子線・陽子線・重粒子線といった特殊な放射線も用いられています。

　➡放射線を用いてがん細胞を死滅させるのが、がんの放射線治療である。

医療統計の基礎

多数の数値を一瞬でわからせる

●平均値とばらつき

　たとえば、ある県に住む人たちの中から100人を選び出し（これを「サンプル」といいいます）、血糖値を測定したとします。さてこの100人分の値をどう示しますか？　1つの方法は100人全員の値を一覧表にして示すことです。でも100人分の数値を示されても概略はよくわからないし、ピンと来ませんよね。一瞬でピンとわからせる方法に平均値（相加平均）があります。

　➡平均値で多数のデータ全体の概略が見える。

　しかし、100人の血糖値が全員似た値というわけではなく、100人の中には非常に高い人もいれば、非常に低い人もいます。さて、こんなにいろいろな人がいる場合、それをどんな指標で示すのがわかりやすいでしょうか？　1つの方法は「計算上の平均値はコレですが幅がこれだけありますよ」と示す方法です。たとえば、ある集団の血糖値を示すときに、$120\pm10\,\text{mg/dL}$ のように示す方法がよく使われます。前の120は平均値です。後ろの10は、通常は標準偏差（SDと略す）もしくは標準誤差（SEと略す。SEMと略すこともある）です。このSDとSEが何を示しているのかを以下に説明します。

　➡ SDは標準偏差、SEは標準誤差。

●標準偏差（SD）

　友紀は弓道部に入りました。的を狙って弓を射ますが、まだ上手ではないので、矢は的のそばに刺さったり、的からかなりはずれた所に刺さったりします。つまり的のまわりに一定のばらつきを持って矢が刺さるわけです。このばらつきの程度は、矢を何本射っても同じです。射った矢が68％の確率で収まる範囲が1SDです。的の中心から半径1SDの円を描

いてみると、射った矢の68%がこの円の中に刺さります。ちなみに半径が2SDの円だと、射った矢の約95%がこの円の中に刺さります。

➡ サンプルのばらつきを示したのがSD。

　読者の皆さんには試験の偏差値のほうがわかりやすいかもしれませんね。SDと偏差値は同じ考え方から作られています。点数の広がりが正規分布*に従う場合、的の中心に相当するのが平均値であり偏差値50です。そして平均＋1SDの点数は偏差値60に、平均－1SDの点数は偏差値40になります。平均±2SDの点数は偏差値70と30です。的においては、的の中心から半径1SDの円を描くと、円の内側が偏差値40～60を示すことになります。

➡ SDと偏差値は同じ考え方で計算する。

　　＊身長のように平均が一番多く、外れた値が少ないなどの左右対称の釣り鐘型の
　　　分布のこと。世の中の多くのデータの分布は正規分布とみなせます。

●標準誤差（SE）

　今度は最初の血糖値を見てください。この県の県民の血糖値の平均値を知りたいとします。しかし県民全員を調べるのは手間も時間も費用もか

的の中心を狙っているのだが

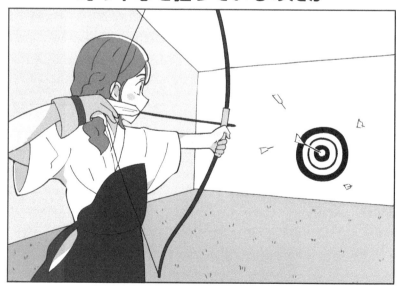

かって大変なので、とりあえず今回は第 1 回目の調査としてこの 100 人を県民代表（これも「サンプル」ですね）として調べたわけです。100 人の選び方は、変に片寄ることがないよう（これを「無作為」といいます）にします。しかしながら、選ばれた 100 人が変わるとその平均値も変わってきます。すなわち、代表 100 人を選びなおしてこの調査を何回もやると、それぞれの平均値はばらつきます。この平均値のばらつき（すなわち平均値の SD）が標準誤差 SE です。真の平均値（この場合は県民全員の平均値）はわからないけれど、この調査を 100 回行えば約 70 回の割合で「平均値 ±1 SE」の中に真の平均値が含まれる、というわけです。時々「今回の平均値 ±1 SE の範囲中に真の平均値が含まれる確率は 70% である」と思っている人がいるようですが、これは正しくありません。SE が示しているは平均値のばらつき、すなわち平均値の精度です。SE は調査の信頼性を示しているので、今回実行した県民 100 人の調査の精度を知りたいときなどには SE が適しています。

➡今回の調査の平均値の精度を示したのが標準誤差 SE。

●サンプル数（n 数）

さて、もう 1 つ重要なのが、血糖値なら何人を測ったのかという人数、矢なら何本射ったかという矢の本数です。SE の場合は測定人数や矢の本数が多ければ多いほど、SE の数値が小さくなります。しかし、SD はばらつきを示しているので、SD の数値自体は矢の本数によってはあまり変化しません。矢を 5 本射っても 100 本射っても的から外れるばらつきの様子はいつも同じですよね。しかし矢の本数が多いほど SD の信頼性は向上します。受験生が多い模試の偏差値のほうが自分の合格可能性の信頼度が高いのと同じです。この矢の本数や何人を調べたかという人数を、統計学ではサンプル数といいます。通常、n 数（エヌすう）と呼んでいます。この n 数も統計では極めて重要な数字です。

県民の血糖値の場合でも、10 人よりも 100 人、100 人よりも 1000 人の平均値のほうが精度も上がり、県民全体の真の平均値に近づいてきます。しかしサンプル数を増やすと、その分手間も時間も費用も増えます。ではどのくらいのサンプル数が妥当なのか、という解答も統計学から導くことができます。

→いくつ調べたかという数が n 数。

●平均値、SD、n 数

SD と SE とはどっちを使うべきでしょうか？　本当は目的により使い分けるのですが、通常の統計結果を平均値を使って示すとき、統計初心者の方がどっちかわからなかったら SD の一択だと思ってください。すなわち、平均値、SD、n 数、この 3 つでワンセットです。たとえば「お箸を取ってちょうだい」といわれたとき、箸を 1 本だけ渡したらあきれられますよね。箸というものは 2 本でワンセットだからです。それと同じで、平均値を使ってデータ全体の概略を示したい場合は、平均値、SD、n 数の 3 つでワンセットだと覚えてください。なお SE で示す場合も、平均値、SE、n 数の 3 つでワンセットです。

→統計初心者が平均値を示すときは、平均値、SD、n 数の 3 つでワンセット。

上記の血糖値の示し方の一例を挙げると　120 ± 10 mg/dL、n = 100（平均値 ± SD）のような書き方をします。しつこいですが、平均値、SD、n 数の 3 つでワンセットなので、SD もしくは n 数が書いてない平均値を見たら、見せたくない情報を故意に隠しているデータ、すなわち信用してはいけないデータだと思ってください。あやしげな記事や広告でよく遭遇します。皆さんは必ず平均値、SD、n 数の 3 つを示すようにしてください。

→ SD や n 数が書いてない平均値は信用できない。

すべてのデータは平均値と SD と n 数のセットで示すことができるのでしょうか？　答えはノーです。たとえば、ある町に社員 1000 人の大企業が 1 つあり、さらに社員 5 人の小企業が 20 あったとしましょう。この町の企業の平均社員数と SD を計算すると、平均値は 1000 人 1 社と 5 人が 20 社なので、

$$(1000 \times 1 + 5 \times 20) \div 21 = 52$$

すなわち 52 ± 217 人、n = 21 になります。「1 企業当たりの平均社員数はこの町では 52 人である」と言われても、何か違和感を感じませんか。実は 1000 人と 5 人のようないびつなサンプルは、単純な平均値（この場合は相加平均）で表現してはいけないのです。すなわち、この町の企業の社員数を示すときに、平均値を使用してはいけなかったのです。平均値で示してよいデータと示してはいけないデータの区別法はあるのですが、それ

はややこしいので「いびつな値が多いデータには平均値は使えない」と知っておいてください。

➡平均値がそぐわないデータもある。

●確率

ここで、偶然性と確率について考えてみましょう。たとえばＡさんが「自分はサイコロで奇数を出す超能力を持っている」と公言しているとします。さてあなたは、Ａさんを信用しますか？

まずはＡさんが本当にこの超能力を持っているかを検証しますよね。最初にＡさんにサイコロを1回振ってもらい、奇数が出たとします。この時点であなたはＡさんの超能力を認めますか？　1回だけなら、偶然の確率が50％なのであんまり認めたくないですよね。ではＡさんの超能力を認めるには、何回続けて奇数を出してもらえばいいでしょうか。奇数が続けて出る確率を列記すると以下のとおりです。

$$
\begin{array}{llll}
1\,回 & 0.5^1 = 0.5 & & = 50\% \\
2\,回 & 0.5^2 = 0.25 & & = 25\% \\
3\,回 & 0.5^3 = 0.125 & & = 12.5\% \\
4\,回 & 0.5^4 = 0.0625 & \fallingdotseq & 6.3\% \\
5\,回 & 0.5^5 = 0.03125 & \fallingdotseq & 3.1\% \\
6\,回 & 0.5^6 = 0.015625 & \fallingdotseq & 1.5\% \\
7\,回 & 0.5^7 = 0.0078125 & \fallingdotseq & 0.8\% \\
8\,回 & 0.5^8 \fallingdotseq 0.0039 & \fallingdotseq & 0.4\% \\
9\,回 & 0.5^9 \fallingdotseq 0.00195 & \fallingdotseq & 0.2\% \\
10\,回 & 0.5^{10} \fallingdotseq 0.00098 & \fallingdotseq & 0.1\%
\end{array}
$$

2回続けて奇数を出されても、偶然の確率が25％なので、まだちょっと半信半疑ですね。しかし10回続けて奇数を出されたら偶然の確率は0.1％、すなわち偶然は1000回に1回しか起こらないので、Ａさんの超能力は本当だと認めていいでしょう。では、何回続けて奇数を出されたら、Ａさんの超能力は本当だということにしましょうか？　ここが「統計学」の出番なのです。

以下込みいった話を短く説明します。医学系の統計では通常、偶然の確率が5％未満なら、それは偶然ではなく信頼できることにしています。上記の場合は5回続けて奇数が出れば、偶然の確率は3％です。Ａさんがいつでもリクエストに応じて5回続けて奇数を出せるなら、Ａさんの超能力

は統計学的には信頼できると認めるわけです。この偶然性を示す数値を p 値といい、p 値が 5% 未満の場合は p<0.05 と記載して「統計学的に有意である」と表現します。統計学的に有意であるならば、それは偶然ではない、ということです。p 値の正確な定義は非常にややこしいので、とりあえず今は「偶然に起こる確率」のようなものだと理解しておいてください。

　➡ p<0.05 なら統計学的に有意である。

●グループ間の比較

　たとえば、ある薬があり、この効果を検討したいとします。よくやるやり方は、多数の人たちを片寄らないように平等（これも「無作為」ですね）にグループ分けをし、あるグループには何もしない（これを「対照群」といいます）、他のグループには薬を投与して、その効果の測定値がグループ間で差があるかないかを比較検討する、という方法です。

　効果の測定値、と書きましたが、効果の指標は通常は数値で表現します。数値による表現も単純ではなく、たとえば酸性度を示す水素イオン濃度では、水素イオンの絶対数で考える場合と pH で考える場合とでは数学的な意味が変わってきます。また数値化しにくいデータもあります。体重や血圧などは数値化しやすいのですが、痛みの程度やがんの悪性度などはすぐには数値化できません。このようにすべてのデータに平均値や SD を適応できるとは限らないのです。

　さらに比較検討するグループ数も 2 つだったり 3 つだったり、さらに調査人数も多かったり少なかったりします。このようにグループ間の比較には多彩な条件があり、その多彩な条件に適した統計方法を用いて解析しなければなりません。この解析方法は非常に奥が深くここではとても説明しきれないので、とりあえず今は「統計解析には適切な方法を使用しなければならない。その結果 p<0.05 なら差がある」とだけ理解しておいてください。

　➡統計解析には適切な方法を使用しなければならない。

本章では入門者へのわかりやすさを優先したので、統計学的には不正確な表現が多々あります。より正確な定義等は統計学の専門書を参考にしてください。「統計学は難しいといって、一生逃げ回る人もいますが少しずつ慣れてください。そうすれば、ごく普通の読者の皆さんもきっと誰よりも理解できるようになります。」これは著者の統計学の師匠である田久浩志先生からのメッセージです。

198

著者紹介

田中　越郎（たなか　えつろう）

1980 年　熊本大学医学部医学科卒業

現　在　東京農業大学栄養科学科　名誉教授，医学博士

専門は生理学、栄養学。日本中の看護学生の 10 人に 1 人は著者執筆の教科書で勉強している。熊本市出身。三井記念病院内科、スウェーデン王立カロリンスカ研究所、東海大学医学部等を経て現在に至る。主な著書に『好きになる生化学』（講談社）、『イラストでまなぶ生理学』『イラストでまなぶ薬理学』『系統看護学講座　病態生理学』（以上医学書院）などがある。日本テレビ「世界一受けたい授業」NHK「あさイチ」等にも出演。

NDC491　　　207p　　　21cm

好きになるシリーズ

好きになる生理学　第 2 版

2021 年 10 月 25 日　第 1 刷発行

著　者　田中越郎（たなかえつろう）

発行者　髙橋明男

発行所　株式会社　講談社　KODANSHA

〒112-8001　東京都文京区音羽 2-12-21
販　売　(03) 5395-4415
業　務　(03) 5395-3615

編　集　株式会社　講談社サイエンティフィク
代表　堀越俊一

〒162-0825　東京都新宿区神楽坂 2-14　ノービィビル
編　集　(03) 3235-3701

本文データ制作
カバー印刷　株式会社双文社印刷

本文印刷・製本　株式会社講談社